Rauchen aufhören für Frauen

Eine Schritt-für-Schritt-Anleitung in Ihr rauchfreies Leben

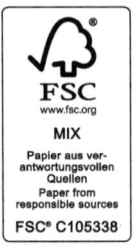

Urheberrechtlicher Hinweis

Dieses Werk ist urheberrechtlich geschützt. Die Vervielfältigung, Bearbeitung, Verbreitung ist ausdrücklich untersagt und wird straf- und zivilrechtlich verfolgt. Alle sonstigen Rechte liegen beim Autor. Alle Angaben in diesem Buch wurden mit größter Sorgfalt erstellt. Trotzdem übernimmt der Autor keine juristische Verantwortung und Haftung für Schäden, die durch Aussagen in diesem Buch entstehen.

5. überarbeitete und erweiterte Auflage, Dezember 2017

Copyright © 2017
by Nicole Gabor / Frau Rauchfrei
Köln
All Rights Reserved – Alle Rechte vorbehalten
www.frau-rauchfrei.de
Herstellung und Verlag:
BoD - Books on Demand, Norderstedt
ISBN 978-3-7460-3420-1

Über die Autorin

Nicole Gabor, geboren 1980 in Bonn, Sozialwissenschaftlerin und Mutter eines Kindes, hat im Alter von 15 Jahren angefangen zu rauchen. Mit 30 Jahren hat sie ihre letzte Zigarette geraucht. Sie wurde erfolgreiche Nichtraucherin und ist mittlerweile zertifizierte Rauchentwöhnungs-Trainerin, Buchautorin und Blog-Betreiberin von www.frau-rauchfrei.de. Ihre Nichtraucher-Seminare und -Programme werden als Präventionskurse von den Krankenkassen anerkannt und anteilig erstattet. Daneben helfen Ihre Online-Programme vielen Frauen in ganz Deutschland, die Nikotinsucht hinter sich zu lassen.

Die Mission von Frau Rauchfrei ist es, Frauen beim Rauchstopp zu begleiten und sie dabei zu unterstützen, endlich mit dem Rauchen aufzuhören – damit diese sich auch Frau Rauchfrei nennen können.

Zweiter Teil: Technik, Tipps und Methoden

Dritter Teil: Unterstützung für die erste Zeit als Nichtraucherin

DANKE

Ich sage Danke, dass Sie sich für mein Buch und somit auch für mich als Rauchentwöhnungs-Trainerin entschieden haben.
Als Dankeschön möchte ich Ihnen einige **wertvolle Tipps schenken**, die Ihnen den Ausstieg aus der Nikotinsucht erleichtern! Diese habe ich Ihnen in Ihrem **persönlichen Gratis-Videokurs** zusammengestellt.

Wenn Sie Ihren **persönlichen Gratis-Videokurs** nutzen möchten, gehen Sie auf diese Seite hier

http://www.frau-rauchfrei.de/home/geschenk/

und tragen sich in das Formular ein. Der Zugang zu dem **Gratis-Videokurs** kommt dann per Email zu Ihnen!

Mit dem **kostenlosen Dankeschön-Videokurs** erhalten Sie wertvolle Methoden, die Ihnen beim Rauchstopp helfen. Lernen Sie einige meiner Strategien kennen, die ich bei meinen Rauchfrei-Seminaren für Frauen anwende und erhalten Sie Tipps und Tricks, wie Sie langfristig Nichtraucherin bleiben!

Also, los geht's! Hier erhalten Sie Ihren persönlichen Nichtraucher-Videokurs:

http://www.frau-rauchfrei.de/home/geschenk/

Dankeschön bei Rezension

Wenn Ihnen das Buch gefallen hat, freue ich mich über eine Rezension bei Amazon. Wenn Sie diese eingestellt haben und mir eine Email schreiben, dass Sie eine Rezension abgegeben haben, erhalten Sie ein persönliches Dankeschön von mir. Was es ist, verrate ich Ihnen hier nicht! Informieren Sie mich über Ihre Rezension bei Amazon per Email: info@frau-rauchfrei.de und ich sende Ihnen Ihr Dankeschön per Post zu!

Einleitung

Fakt ist, dass Frauen aus anderen Motiven rauchen und ein anderes Verhältnis zum Rauchen haben als Männer. Deshalb benötigen Frauen auch eine andere Raucherentwöhnungs-Therapie.

Ich behaupte somit, dass ein Buch bzw. Programm, das auf Frauen zugeschnitten ist, ihnen eine größere Chance bietet, den Raucherentwöhnungs-Prozess erfolgreich zu meistern und sie es schaffen, langfristig Nichtraucherin zu bleiben. Diese Behauptung kann ich einfach begründen:

Wenn mir etwas auf dem Herzen liegt, suche ich bei Freundinnen und in der Familie nach Rat. Ich höre mir unterschiedliche Meinungen an, um neue Erkenntnisse zu erhalten und meine Perspektive auf das Problem zu erweitern. Damit erhoffe ich mir, dass ich schnell an eine unkomplizierte Lösung komme. In vielen Fällen hatte ich durch die Hilfe meines Umfeldes schnell eine Lösung parat.

Dann kenne ich meinen Partner, den ich regelrecht ausquetschen muss, um zu erfahren, was ihn bedrückt. Ich kenne auch seinen Freundeskreis; viele intelligente Männer, die aber bei ihren Gesprächen nur an der Oberfläche kratzen.

Frauen haben einen anderen Umgang mit Konflikten, Sorgen und negativen Ereignissen als Männern. Sie suchen sich Unterstützung, und das auch, wenn sie aufhören möchten zu rauchen. Zudem haben Frauen auch andere Motive mit dem Rauchen zu beginnen bzw. in bestimmten Situationen zur Zigarette zu greifen als Männer. Sie benötigen deshalb auch eine andere Art der Betreuung und Unterstützung, wenn sie ihren Weg ohne Zigarette gehen möchten.

Deswegen habe ich dieses Buch

„Rauchen aufhören für Frauen-
Eine Schritt-für-Schritt-Anleitung in das rauchfreie Leben"

geschrieben und ein dazugehöriges Online-Programm entwickelt, um Frauen bei ihrem Vorhaben zu unterstützen.

In diesem Buch und in dem Programm gehe ich offen mit dem Thema Rauchen und Raucherentwöhnung für FRAUEN um. Ich werde offen über meine Gefühle und über Situationen sprechen, die ich durchlebt habe, als ich mich auf den Weg zur Nichtraucherin machte. Ich werde auch über meine Sucht sprechen, mit der ich circa 15 Jahre gelebt habe.

Manche Erlebnisse, von denen ich in diesem Buch erzähle, werden Sie vielleicht erschrecken. Doch ich will mich nicht zurückhalten, denn ich finde es sehr wichtig, dass wir hier offen miteinander umgehen.

Ich werde hier auch keine falschen Versprechen machen, wie ich sie so oft in anderen Büchern lese, die vorgeben, dass man nach 24 Stunden Nichtraucherin ist.

Wer raucht, ist süchtig. Und diese Sucht müssen Sie überwinden, wenn Sie Nichtraucherin werden möchten. Ich helfe Ihnen dabei. In diesem Buch gebe ich Ihnen eine konkrete Anleitung und konkretes Handwerkzeugs,

3

wie Sie auch in schwachen Momenten stark bleiben. Die Übungen und Methoden, die Sie hier in dem Buch kennenlernen, wende ich unter anderem auch in meinen Frau Rauchfrei Seminaren und Programmen für Frauen an. Allerdings ist es nur eine Auswahl von Handwerkszeug, da ich in meinen Seminaren und Online Programmen nochmal intensiver vorgehe.

Ich will nicht sagen, dass der Weg zur Nichtraucherin hart sein wird. Nein, Sie können mit dem Rauchen aufhören, wenn Sie ein wenig Willenskraft beweisen, an sich arbeiten und sich der Hilfsmittel bedienen, die ich in diesem Buch sowie in meinem Online-Programm vorstelle. Diese Hilfsmittel erleichtern das Aufhören und begleiten Sie auf Ihren Weg in ein neues, gesundes und energiereiches Leben als Nichtraucherin.

Allerdings muss ich hier an der Stelle sagen, dass ich Ihnen kein Heilversprechen geben will und kann. Ich bin zwar staatlich anerkannter Rauchfrei-Coach und habe meine Ausbildung an der MSP Trainer Akademie gemacht, verfüge mittlerweile eine breite Erfahrung in der Rauchentwöhnung mit Frauen, aber ich darf Ihnen trotzdem kein Heilversprechen geben. Denn es hängt von Ihrer Mitarbeit und Motivation ab, ob Sie es schaffen!

Ich geben Ihnen in diesem Buch eine konkrete Anleitung, eine Hilfestellung sowie Tipps und hoffe, dass ich Sie dadurch motiviere mit dem Rauchen aufzuhören. Ob Sie es schaffen, kann ich aber nicht beeinflussen und Ihnen auch nicht versprechen, denn Sie müssen die Anleitung, Hilfestellung und Tipps auch umsetzen und es wirklich wollen, endlich ein rauchfreies Leben zu führen.

Sie müssen es **TUN** (**T**ag **U**nd **N**acht).

Wie ist das Buch aufgebaut?

Im ersten Teil des Buches (Die Zigaretten und ich) erfahren Sie sehr wichtige Fakten über das Rauchen und über Zigaretten. Dieses Wissen benötigen Sie, um zu verstehen, warum Sie rauchen, wie sich die Inhaltsstoffe einer Zigarette auf Ihren Körper auswirken und wieso die psychische Abhängigkeit größer ist als die körperliche.

Im zweiten Teil des Buches (Technik, Tipps und Methoden) erhalten Sie konkrete Anweisungen, wie Sie sich auf das Leben ohne Zigarette vorbereiten und den 1. Schritt in das rauchfreie Leben gehen. Des Weiteren gebe Ihnen wertvolle Techniken, wie Sie die erste Zeit ohne die Zigarette überstehen und wie Sie in Situationen des Scheiterns reagieren sollen. Außerdem erfahren Sie, wie sich Ihr Körper in den unterschiedlichen Phasen der Entgiftung verhält und wie Sie ihn dabei unterstützen, sich zu reinigen. Natürlich gehe ich auch auf das Thema „Rückfall" ein und gebe Ihnen da wertvolle Tipps.

Wenn Ihre Motivation während des Lesens des Buches so groß wird, dass Sie schon während der ersten Kapitel mit dem Rauchen aufhören, lesen Sie das Buch trotzdem weiter. Es wird Sie dabei unterstützen, die erste Zeit mühelos hinter sich zu lassen und langfristig Nichtraucherin zu bleiben.

Für wen ist das Buch?

Das Buch ist eine große Unterstützung für den

Raucherentwöhnungs-Prozess. Es bietet Frauen, die mit dem Rauchen aufhören möchten, aber auch Frauen, die gerade Nichtraucherin geworden sind, jede Menge praktische Tipps, Tricks und Anleitungen, wie Sie langfristig Nichtraucherin werden und bleiben.

Das Buch ist von einer Frau für Frauen geschrieben. Ich möchte meine Erfahrungen der Rauchentwöhnung weitergeben und Ihnen dabei helfen, auch eine erfolgreiche Nichtraucherin zu werden. Deswegen habe ich das Buch geschrieben. Sie finden aber auch auf meiner Webseite www.frau-rauchfrei.de viele weitere Tipps und Motivation. Zudem können Sie sich dort in meinem Shop umschauen. Dort finden Sie unterschiedliche Hilfen wie Email-Coachings oder Online-Programme, die teilweise sogar von den Krankenkassen bezuschusst werden!

Teil I: Die Zigaretten und ich

1. Ein Gespräch über eine Sucht-Liebe

15 Jahre lang habe ich geraucht. 15 ganze Jahre. Dabei habe ich zwischendurch mehrere Male versucht, damit aufzuhören. Doch war es wenn nur eine Rauchpause von kurzer Dauer. Jetzt mit 37 Jahren bin ich seit gut 6 Jahren Nichtraucherin. Ich hätte nie gedacht, dass ich es schaffe und eine Menge Leute um mich herum auch nicht. Doch so schwer war es gar nicht, kann ich jetzt im Nachhinein sagen.

Ich war eine sehr schlimme Raucherin. Egal, welche Uhrzeit es war, egal, ob ich krank war, egal, ob ich am Abend zu viele Zigaretten in Verbindung mit einigen

Gläsern Wein oder Cocktails getrunken hatte: Ich konnte immer Rauchen. Ich habe das Rauchen geliebt – dachte ich.

Dabei war es gar nicht so einfach, mit dem Rauchen anzufangen. Ich erinnere mich noch an meine erste Zigarette. Grausam war sie, aber es war einfach so cool, mit der Zigarette auf der Party zu stehen und zu rauchen. Mit 16 Jahren durften wir sogar legal in der Schule rauchen. Wir qualmten, was das Zeug hielt. Später qualmte ich heimlich als AU-Pair-Mädchen in Dänemark, dann als administrative Mitarbeiterin bei einem großen Telekommunikations-Unternehmen. Ich erinnere mich, dass ich das sogar in den Raucherecken machen durfte, die auf dem Flur waren. Dann begann ich ein Studium und da qualmten wir bei großartigen Diskussionen im Bistro oder auf einer Party.

Ich erinnere mich an einen Augenblick, der sich in den USA ereignete. Ich war mit einer Freundin und ihren Eltern in ihr Ferienhaus nach Florida gereist. Die erste Reise über den großen Teich. Wir waren zwischen 16 und 17 Jahren alt und die Zigaretten waren vor allem auf Partys ein trendiges Accessoire. Die zwei Wochen, die wir die meiste Zeit am Strand verbrachten, verschwendeten wir keinen Gedanken an Zigaretten. Doch eines Abends überkam uns die Schmacht: „Jetzt eine Zigarette - wow, das brauchen wir!"

Sofort brannte sich dieser Gedanke in unser Gehirn ein. Doch das Ferienhaus lag außerhalb der Stadt und es gab keinen Kiosk oder kein Geschäft mit Zigaretten in unserer Nähe. Man hätte uns auch keine Zigaretten verkauft, denn in den USA ist Rauchen erst mit 21 Jahren erlaubt.

Auch die Eltern meiner Freundin hatten keine Zigaretten bei sich. Wir machten uns auf den Weg: Wir schlenderten durch die Straßen auf der Suche nach einer Zigarette. Die Menschen, die wir ansprachen, konnten uns nicht weiterhelfen. Unsere einzige Lösung: Ein abgerauchter Zigarettenstummel, den wir auf einem Sportplatz fanden.

Ja, ich gebe Ihnen Recht. Das war ekelig. Aber der Gedanke an eine Zigarette brachte uns dazu, einen abgerauchten Glimmstängel in den Mund zu nehmen und daran zu ziehen, ohne zu wissen, wer den Stummel vorher im Mund gehabt hatte und wer vielleicht schon drüber gelaufen ist.

Kennen Sie diese Situation? Natürlich, alle Raucher kennen diese Situation. Dieser Stich, dieser Hieper, diese Panik, die auf einmal aufkommt, wenn man keine Zigaretten im Haus hat, aber unbedingt eine rauchen will. Wenn man so gerne rauchen möchte, aber nicht kann, weil man aufgehört hat. Deswegen rate ich den Frauen, die mit mir arbeiten, ihre Zigaretten aus dem Haus zu verbannen und am besten kaputt zu machen. Denn wie Sie in meiner Geschichte erfahren haben: Unter Nikotinschmacht kommt man auf verrückte Ideen und RaucherInnen auf Entzug krabbeln auch in Mülleimer, um dort nach Zigaretten zu suchen, die sie einen Tag vorher weggeschmissen haben.

Das Resultat: Eine Zigarette im Mund und der Vorsatz, mit dem Rauchen aufzuhören, ist vollkommen vergessen.

Ich hatte einige solche Momente: „Nicole, heute hörst du auf zu rauchen!" Einige Stunden, einige Tage und in einigen Fällen auch einige Wochen später stand ich wieder mit einer Zigarette da.

Deshalb konnte ich auch sehr gut verstehen, warum einige Freunde von mir schmunzeln mussten, als ich ihnen erzählte, dass ich aufhören möchte zu rauchen. Die meisten sagten gar nichts dazu. Genau dieses Schweigen zeigte mir, dass ich schon zu oft getönt hatte, dass ich mit dem Rauchen aufhören möchte. Würde es diesmal funktionieren?

2. Die Panik vor dem Aufhören

Bevor ich meine letzte Zigarette rauchte und dann meine wundervolle Zeit als Nichtraucherin begann, erlebte ich viele Situationen, die ich mir ohne Zigarette nicht hätte vorstellen konnte

- Es war für mich unvorstellbar, morgens nach dem Aufstehen eine Tasse Kaffee zu trinken, ohne eine Zigarette zu rauchen.
- Es war für mich ebenso unvorstellbar, abends in eine Bar zu gehen oder mich mit Freunden zu treffen und ein Bier zu trinken, ohne dabei eine bzw. mehrere Zigaretten zu rauchen.
- Des Weiteren war es für mich unvorstellbar, während meiner Arbeit eine kleine Pause zu machen und über einen Brief oder ein Projekt nachzudenken, ohne eine Zigarette zu rauchen.
- Ich konnte es mir auch nicht vorstellen, auf die Zigarette nach dem Mittagessen zu verzichten. Auch das Kaffee-Klatsch-Gespräch konnte ich mir ohne Zigarette nicht vorstellen.
- Ich konnte mir auch nicht vorstellen, was ich machen würde, wenn mein Partner ohne mich rauchen würde.

Sollte ich einfach nur daneben sitzen?

Ich kann die Liste an solchen Vorstellungen ins Unendliche verlängern. Als in mir der Gedanke aufkam, dass ich mit dem Rauchen aufhören wollte, war zugleich der Gedanke da, dass ich gar nicht mit dem Rauchen aufhören kann. Ich hatte das Gefühl, dass die Zigaretten und ich "Eins" waren.

Doch nicht nur das. Ich suchte mir in meiner Umgebung nach weiteren Gründen, warum ich nicht mit dem Rauchen aufhören brauchte! Ich schaute genau hin und sah auf einmal, dass jeder Zweite rauchte, der mir bei meinem morgendlichen Weg zur Arbeit entgegen kam.

Auch beobachtete ich andere junge Frauen, die rauchten und dachte: „Wenn die rauchen und trotzdem so gut aussehen, dann brauche ich mir keine Sorgen zu machen, dass man mir irgendwann das Rauchen ansieht."

Wenn ich in Klatsch-Zeitschriften oder im Fernsehen sah, dass eine berühmte Prominente rauchte, freute ich mich, da es für mich ein Beweis war, dass sogar erfolgreiche Menschen rauchen.

Wenn ich in meinem Bekanntenkreis erlebte, dass Ärzte rauchten, war ich mir sicher, dass es überhaupt nicht notwendig war aufzuhören, denn Ärzte müssten es eigentlich besser wissen.

Wenn ich auf dem Stepper im Fitness-Studio stand und fleißig am Treten war, kam sehr oft der Gedanke auf, dass ich doch sportlich bin und nicht, wie alle immer über Raucher denken, unsportlich.

Wenn ich in den Spiegel blickte und mir mein Gesicht näher anschaute, bildete ich mir ein, dass meine Falten noch gar nicht so ausgeprägt sind wie bei anderen Frauen in meinem Alter und man mir das Rauchen gar nicht ansieht.

Es gab Zigaretten, auf die ich verzichten konnte. Doch auf die Erste am Morgen, ganz gemütlich auf meinem Balkon (auch im Winter!) mit einer Tasse Kaffee: Das war das Highlight meines Tages! Manchmal kam ich nur aus dem Bett, weil mich dieser Gedanke herauslockte. Wie sollte ich den Morgen ohne Zigarette verbringen?

Alle diese Gedanken, die sich mein Gehirn schön zusammenbraute, zeigen mir im Nachhinein, dass ich eine unendliche Panik davor hatte, mit dem Rauchen aufzuhören.

Doch es war nicht nur die Angst davor, mit dem Rauchen aufzuhören, sondern vor allem auch die Angst davor, beim Aufhören zu scheitern und wieder mit dem Rauchen anzufangen.

Jedoch fand ich das Rauchen in den letzten Monaten auch teilweise ekelhaft. Oft kam es vor, dass ich mir nach dem Rauchen sofort die Zähne putze oder einen Kaugummi benutzte, weil ich den Nachgeschmack zu ekelhaft fand. Ich mochte es auch nicht, wie meine Finger rochen, so dass ich sie nach dem Rauchen mit Seife wusch.

Ich schleppte einen ekelhaften Schleim mit mir, den ich jeden Morgen ins Waschbecken ausspuckte. Für mich war es sogar teilweise unerträglich, wie mein rauchender Partner roch.

Mein Körper signalisierte mir, dass er die Zigaretten nicht mochte. Doch gleichzeitig merkte ich auch, wie er nach einer Zigarette verlangte, wenn ich einige Stunden rauchfrei verbracht hatte.

Sie sehen, dass meine Voraussetzungen nicht wirklich gut waren, mit dem Rauchen aufzuhören und trotzdem habe ich es geschafft.

3. Ich brauche einen Plan

Auch Sie kennen diese Gefühle, Gedanken und Dilemma. Jede Raucherin kennt sie. Sie sind Teil der Zigaretten-Sucht. Wer jetzt behauptet, dass es sich beim Rauchen um keine Sucht handelt, dem werde ich widersprechen. Es ist eine Sucht. Wenn es keine Sucht wäre, dann würden viele Raucher problemlos von einem Tag auf den Anderen aufhören können. Wie sich diese Sucht zusammensetzt, werden Sie in diesem Buch lernen.

Als ich im Bekanntenkreis erzählte, dass ich mit dem Rauchen aufhören wollte und mir dafür einen Plan überlegt hatte, weil ich so große Angst davor hatte und nicht wieder scheitern wollte, sagten alle Raucher, dass es doch super einfach wäre, mit dem Rauchen aufzuhören. Man benötige nur den starken Willen! Ich musste lachen. Ja, den Willen hatte ich, den hatte ich sogar schon lange. Trotzdem hatte ich es in der Vergangenheit nicht fertig gebracht aufzuhören. Ich fragte meine Bekannten, warum sie denn dann nicht aufhören, wenn man einfach nur den Willen braucht. Die mehrheitliche Antwort lautet: „Ich will gar nicht aufhören, ich mag es zu rauchen".

RaucherInnen mögen es zu rauchen, sie lieben es sogar und warum? Weil es eine Sucht ist. Man kann etwas nicht mögen oder lieben, was stinkt, körperlich schadet, Falten und gelbe Zähne sowie Herzleiden verursacht und bei jedem zweiten RaucherIn in Deutschland zum Tode führt! Raucherinnen denken, dass sie das Rauchen lieben, weil die Sucht so klug konzipiert ist! Zu diesem klugen Konzept werde ich später noch kommen.

Doch zurück zu meinem Plan. Ich habe mir einen Plan erstellt, denn ich wusste, dass ich nur mit einem Plan, mit einer gewissen Strategie, die Sucht in den Griff bekommen würde. Es hat funktioniert. Deshalb kam ich auf die Idee, Ihnen meinen Plan zu verraten und anderen Frauen bei ihrem Vorhaben zu helfen, Nichtraucherin zu werden und zu bleiben.

Bevor ich Ihnen das Handwerkszeug zeige, das Sie benötigen, um mit dem Rauchen aufzuhören und langfristig Nichtraucherin zu bleiben, möchte ich Ihnen einige interessante Fakten zum Thema Rauchen und Zigaretten erzählen.

Fakten zum Rauchen

4. Rauchen ist out

Mir fiel während meines Raucherin-Daseins oft auf, dass ich mich auf Fotos ohne Zigarette zeigte. Auch im Berufsleben achtete ich verstärkt darauf, dass Kunden oder Kollegen nicht mitbekamen, dass ich rauchte. Wenn ich auf dem Bahnsteig auf einen Zug wartete, versteckte ich mich wahrlich im Raucherbereich, um nicht die bemitleidenswerten Blicke der Nichtraucher sehen zu müssen. Der Grund für mein Versteckspiel war, dass ich mich in gewissen Situationen dafür schämte, dass ich Raucherin war.

Rauchen ist heute nicht mehr das, was es mal war. Im 21. Jahrhundert ist Rauchen out! Die Bars, Cafés und Restaurants, in denen man in Deutschland rauchen darf, kann man, übertrieben dargestellt, an zwei Händen abzählen.

Raucher gehören zur Out-Group (Außenseiter), die draußen abgestellt wird. Dabei spielt es keine Rolle, welche Temperaturen herrschen. Manchmal sind Restaurant- oder Barbesitzer freundlich und stellen einen Heizpilz hin, damit die Finger beim Rauchen nicht einfrieren.

Achten Sie mal darauf, welchen Ruf schwangere Frauen oder junge Mütter haben, die rauchen. Sie werden als asozial betrachtet. Haben Sie auf dem roten Teppich, bei Übertragungen von Interviews mit hochrangigen Politikern oder bei Fotos, die Berühmtheiten zeigen, jemals eine Zigarette gesehen? Nein, denn Rauchen ist out!

Rauchen gehört nicht mehr zum guten Ton, wie es in den 70er und 80er Jahren der Fall war. Dort war die Zigarette ein Zeichen von Emanzipation, Rebellion und auch von Intellektualität. Schaut man sich Videos von Polit-Sendungen in den 80er Jahren an, wird man sehen, dass alle in der Diskussionsrunde rauchten. In den 80er und teilweise auch in den 90er Jahren war es sogar noch erlaubt, in den Hörsälen der Universitäten zu rauchen.

Heute ist das nicht mehr so. Rauchen hat viel mit Prestige zu tun. Und wenn früher die Stars cool an einer Zigarette zogen, um ihr Image zu pflegen, werden heute nur engagierte Paparazzi eine Berühmtheit beim Rauchen erwischen.

Ein Bekannter erzählte mir, dass er in einem Raucher-Haushalt aufgewachsen war. Als er ein Kind war, war es vollkommen normal, dass seine Eltern während des Frühstücks bei einer Tasse Kaffee und der Zeitung rauchten. Es war ihnen vollkommen egal, dass sie ihren Sohn zu qualmten. Das war Ende der 80er Jahre und in dieser Zeit war man sich der Folgen des Rauchens nicht bewusst. Die Raucher wussten nicht, dass sie sich ihr eigenes Grab schaufelten.

Sie sehen, das Bewusstsein der Gesellschaft hat sich verändert. Rauchen ist nicht mehr en vouge. Trotzdem rauchen die Menschen.
Warum?
Weil es eine Sucht ist.

5. Die Nikotin-Sucht

Als ich mich mit dem Thema 'Rauchentwöhnung' beschäftigte, ging ich der Sucht auf den Grund. Vor allem interessierte es mich, wie es zu diesem plötzlichen Panik-Gefühl kommen konnte, bei dem im Kopf nur noch der Gedanke herrscht: „Ich muss Rauchen".

Was hat es mit diesem Hieper, diesem starken Verlangen, dieser Lust nach einer Zigarette auf sich, das plötzlich auftaucht, wenn man tagelang nicht geraucht hat. Genau bei solchen Hieper-Situationen war ich in der Vergangenheit gescheitert. Dann sagte eine Stimme in mir:

„Komm Nicole, du hast die letzten drei Tage nicht geraucht, jetzt kannst du eine Zigarette rauchen, jetzt MUSST du Eine rauchen. Nicole, du brauchst jetzt EINE Zigarette, danach kannst du weitermachen mit dem Aufhören."

Manchmal sagte die Stimme auch: „Nicole, nimm nur einen Zug, das reicht dir." Ein Zug, eine Zigarette und schon war das Projekt 'Nicole hört auf zu Rauchen' beendet. Spätestens nach zwei Tagen meines Ausrutschers war ich wieder Raucherin.

Warum pochte in mir der Gedanke, dass ich unbedingt wieder einen Zug von einer Zigarette nehmen musste? Es gibt zwei Antworten.

1) Die eine Antwort erfahren sie in Kapitel 9.
2) Die andere heißt: Wegen der Nikotinsucht.

6. Nikotin und unser Gehirn

Nikotin ist ein farbloser Stoff im Tabak. Nikotin ist eine Droge und erzeugt eine Abhängigkeit. Das sind für Sie jetzt die negativen Nachrichten. Die positive Nachricht lautet:

Die Entzugserscheinungen bei einer Nikotinentwöhnung sind so gering, dass man sie kaum spürt – wobei Frauen, die schon viele Jahrzehnte rauchen sie stärker spüren werden als Frauen, die zwischen 5 und 20 Jahren rauchen. Dennoch, der einfache Nikotinentzug ist relativ einfach zu überstehen.

Allerdings muss ich hier auch sagen, dass jeder Körper anders ist und unterschiedlich auf den Entzug reagiert. Manche Frauen spüren gar nichts. Andere Frauen haben starke Kopfschmerzen und fühlen sich unwohl.

Dennoch: Warum ist es dann so schwierig ist, mit dem Rauchen aufzuhören. Das hat andere Gründe, die viel tiefer in unserem Gehirn sitzen. Diese werde ich Ihnen in den nächsten Kapiteln erklären. Erstmal möchte ich Ihnen zeigen, was bei einem Nikotinentzug passiert.

Jeder Mensch besitzt unzählige Nervenzellen in seinem ganzen Körper. Wir benötigen die Nervenzellen, damit unser Gehirn weiß, was es tun soll und die Körperfunktionen steuern kann.

Die unzähligen Nervenzellen in unserem Körper sind durch verschiedene Weise miteinander verbunden, um kommunizieren zu können. Nehmen wir das Beispiel, dass wir im Bauch ein Hungergefühl spüren. Im Endeffekt wurde diese Botschaft, die wir im Bauch spüren (Ich habe Hunger) durch die Nervenzellen im Gehirn erzeugt. Wenn der Körper merkt, dass er Energie benötigt, reagieren die Prozesse im Körper sofort: Die Nervenzellen transportieren blitzschnell über ihre Verbindungen die Botschaft an unser Gehirn. Dort angelangt, wird die Nachricht gelesen: „Der Körper braucht Energie, also muss Essen her." Unser Gehirn ist klug und interpretiert die Nachricht richtig und schickt die Information an den Magen. Dort taucht dann das Hungergefühl auf und wir denken: „Ich habe Hunger, ich könnte jetzt etwas essen".

Ohne das Nervensystem und die Verbindungen zwischen den Nervenzellen würden wir nicht überleben, das leuchtet wohl ein.

Jetzt kommt die Zigarette ins Spiel: Wenn Sie einen Zug an der Zigarette nehmen, gelangt die Droge Nikotin blitzschnell über die Lungen in Ihren Blutkreislauf und auch zu den Nervenzellen. Dort setzt sich die Droge auf die Köpfe der Nervenzellen. Die lassen das zu, weil Nikotin dem Botenstoff Acetylcholin sehr ähnlich ist.

Acetylcholin ist ein Neurotransmitter und deswegen für viele lebensnotwendige Funktionen wie Atmung, Blutdruck, Herzschlag, Stoffwechsel und Verdauung im Körper zuständig. Wenn das giftige Nikotin also an den Nervenköpfen andockt, denken sich die Nervenköpfe nichts, da es dem Acetylcholin so ähnlich ist. Die Nervenknöpfe leiten das Nikotin in das komplette Nervensystem weiter, welches wegen dem Gift durcheinander kommt. Die Folge ist, dass Ihnen schwindelig wird, sich der Magen komisch anfühlt und Sie vielleicht auch anfangen zu zittern. Die Nervenzellen bemerken sehr schnell, dass das Nikotin kein guter Stoff für den Körper ist und versuchen ihn so schnell wie möglich abzubauen. Gleichzeitig fühlt es sich aber auch so gut an, wenn man einen Zug an der Zigarette nimmt. Woran das liegt, erfahren Sie jetzt:

Wie gesagt, der Körper benötigt Acetylcholin. Doch die Nervenköpfe können Acetylcholin nicht mehr von Nikotin unterscheiden. Deshalb erreicht uns die Botschaft 'Nikotin = Zigarette rauchen', obwohl die Nervenzellen eigentlich den natürlichen Botenstoff Acetylcholin wollen. Die Botschaft kommt etwa jede Stunde, denn dann hat der Körper das Nikotin abgebaut und möchte eine neue Ladung (eigentlich Acetylcholin) haben. Da der Körper den Stoff benötigt, kann er wirklich sehr quengelig werden. Deswegen fühlt es sich im ersten Moment auch erlösend an, wenn man den ersten Zug einer Zigarette genommen hat. Denn dann hat der Körper wieder sein Nikotin und die Körperfunktionen bleiben am Laufen. Ein weiterer Grund für das "gute Gefühl" beim Rauchen liegt bei der Wirkung auf das Belohnungszentrum, was ich in einem späteren Kapitel noch beschreiben werde.

Ich hoffe, ich konnte die biologischen Prozesse vereinfacht beschreiben, so dass sie zum einen verständlich sind und zum anderen diese brillante Verwechslungsgeschichte deutlich wird, die die Nikotinsucht darstellt: Unser Körper will den lebenswichtigen Botenstoff Acetylcholin, aber uns erreicht die Botschaft, dass er Nikotin will, sprich, eine Zigarette soll her.

Genau in dieser Verwechslungsgeschichte liegt die Krux: Sie spüren etwa jede Stunde das Verlangen nach einer Zigarette, denn das Nikotin wird innerhalb einer Stunde im Blut abgebaut und die Nervenzellen wollen dann mehr. Doch eigentlich wollen sie etwas anderes, nämlich Acetylcholin. Das bekommen sie ja auch, wenn kein Nikotin mehr vorhanden ist, womit sich auch begründen lässt, warum die Entzugserscheinungen so gering sind.

Denn Ihr Nervensystem ist klug und es reagiert rasend schnell auf Veränderungen im Körper. Wenn Sie dem Körper kein Nikotin mehr geben, werden sich die Nervenköpfe sehr schnell wieder auf die natürliche Dosis des Botenstoffs Acetylcholin einstimmen. Das dauert in der Regel um die 2 Wochen.

Wenn Sie aufhören zu rauchen, wird innerhalb der nächsten 24 Stunden das meiste Nikotingift ausgeschieden sein. Das restliche Gift wird nach und nach aus den Zellen geschwemmt, so dass Sie nach 2 Wochen einen nikotinfreien Körper haben. Dann ist der körperliche Entzug vorüber. In anderen Büchern und in Artikeln im Internet werden häufig drei Tage genannt bis der Nikotinentzug vorbei ist. Aus meiner Erfahrung heraus behaupte ich, dass es einige Tage mehr dauert, vor allem wenn Sie lange geraucht haben. Der Körper benötigt einfach einige Zeit, um die gesamte Acetylcholin-Produktion wieder in den Griff zu bekommen. Jedoch kann ich Ihnen versprechen, dass der Nikotinentzug von Tag zu Tag geringer wird.

Doch wenn das alles so einfach mit dem Nikotinentzug ist, warum klagen Nichtraucher noch nach Jahren darüber, dass sie manchmal einen entsetzlichen Drang nach einer Zigarette haben?

Und wenn ich behaupte, dass die vom Nikotin erzeugten Entzugserscheinungen sehr gering sind, warum fällt es dann so schwer, mit dem Rauchen aufzuhören?

Ich hatte Ihnen schon gesagt, dass es noch andere Gründe für die Entzugserscheinungen gibt, von denen viele Menschen geplagt werden, wenn sie mit dem Rauchen aufhören. Doch bevor ich zu diesem Thema komme, möchte ich Ihnen noch etwas anderes erzählen:

7. Der Giftcocktail Zigarette

Viele Raucher, die sich mit dem Stoff Nikotin auskennen, nutzen ihr Wissen, um zu behaupten, dass Zigaretten nicht so schlimm sind, weil Nikotin schnell abgebaut wird. Wie Sie gerade gelesen haben, haben sie mit dieser Behauptung Recht.
Allerdings haben sie zu kurz gedacht, denn jede Zigarette beinhaltet neben dem Suchtstoff Nikotin noch über viele andere Giftstoffe.

In jeder Zigarette befinden sich mehr als 4.800 chemische Verbindungen, von denen mehr als 200 sehr giftig sind. Manche Wissenschaftler gehen sogar von 600 sehr giftigen Stoffen aus. Wie viele Stoffe krebserregend sind, wird in der Wissenschaft mit der Zahl 60 eingeschätzt.

Jetzt möchte ich Sie mit einigen Giftstoffen bekannt machen, die in einer Zigarette enthalten sind:

- Cadmium
- Blausäure
- Polonium 210
- Kohlenmonoxid
- Aceton

21

- Ammoniak
- freie Radikale
- Teer

Cadmium ist ein Schwermetall, das von Wissenschaftlern gerne als Umweltgift bezeichnet wird. Es führt nachweislich zu Schädigungen an Nieren, Lungen und Knochengewebe.

Blausäure, auch Cyanwasserstoff genannt, ist hochtoxisch. Der Stoff blockiert die Zellatmung: Dadurch wird dem Körper wichtiger Sauerstoff entzogen. Die Zellen altern schneller und der ganze Organismus ist anfälliger für Krankheiten.

Polonium 210 ist ein radioaktives chemisches Element. Beim Rauchen werden die radioaktiven Teilchen in der Lunge gespeichert. Ein durchschnittlicher Raucher inhaliert pro Jahr so viel Radioaktivität wie sie bei 250 Röntgen-aufnahmen entsteht.

Auch **Kohlenmonoxid** sorgt für Sauerstoffmangel im Körper. Auf Dauer sterben Organe durch Sauerstoffmangel ab und Krebszellen haben eine größere Chance, in den todkranken Körperzellen zu überleben.

Der Stoff **Aceton** ist auch im Nagellackentferner enthalten, was über seine Aggressivität genügend aussagt. Zudem steigert Aceton die Suchtwirkung von Nikotin.

Ammoniak ist ein giftiges Gas, das entsteht, wenn eine Zigarette angezündet wird. In der Industrie wird es vor allem in Düngemittel verwendet. Es wirkt ätzend auf die Schleimhäute. Des Weiteren ist es in der Zigarette dafür zuständig, dass auch die letzten Reste Nikotin aus dem Tabak herausgezogen werden können.

Der Begriff **'freie Radikale'** kommt Ihnen bestimmt bekannt vor. Wenn es um Anti-Aging und ein gesundes Aussehen geht, fallen die zwei Wörter sehr oft. Freie Radikale fördern den Alterungsprozess, denn sie treten in die Zelle ein und zerstören wichtige Proteine. Zudem beschädigen sie das Erbgut und sind Verursacher für viele Krankheiten.

Teer hat eine sehr bösartige Wirkung. Der Teerdampf legt sich als feiner Film auf die Lungenbläschen. Diese verstopfen und können keinen Sauerstoff mehr aufnehmen. Teer wird sehr langsam vom Körper abgebaut. Somit baut sich eine richtige Teerschicht über die Lungenbläschen, und die Sauerstoffaufnahme wird von Zigarette zu Zigarette schwerer.

Ich habe Ihnen jetzt 7 von 200 (bzw. 600) chemische Verbindungen vorgestellt, die in nur einer Zigarette enthalten sind. Wie viele Zigaretten rauchen Sie pro Tag?

Gehen wir davon aus, dass eine durchschnittliche Raucherin 20 Zigaretten pro Tag raucht, raucht sie somit 7300 Zigaretten im Jahr.

Raucherinnen, die durchschnittlich nur 10 Zigaretten pro Tag rauchen, liegen bei einer jährlichen Quote von 3650 Zigaretten. Stellen Sie sich das bitte bildlich vor: Einen Haufen von 7300 bzw. 3650 Zigaretten. Dieser Haufen passt nicht mehr in nur einen Aschenbecher!

Stellen Sie sich es bitte auch bildlich vor, was Sie alles inhalieren, wenn Sie nur einen Zug an einer Zigarette nehmen!

Gut, jung und gesund aussehen, fit sein, hohe körperliche und geistige Leistungen bringen sowie sich wohl fühlen, ist mit Zigaretten NICHT möglich! Wenn Sie gesund, jung, fit und schön sein möchten, müssen Sie eine für sich wichtige Entscheidung treffen: **ICH HÖRE AUF ZU RAUCHEN!**

Überlegen Sie sich sehr gut, was die ganzen Giftstoffe, die in einer Zigarette sind, mit ihrem Körper anstellen. Ich werde hier keine Bilder von amputierten Beinen, offenen Hälsen oder grässlich gelben Zähnen aufzählen. Ich möchte einfach nur, dass Sie in den Spiegel gucken und sich die ganzen Giftstoffe in ihrer Haut vorstellen, die sie in der Vergangenheit inhaliert haben.

Seien Sie ehrlich zu sich selbst: Der ganze giftige Schrott liegt unter ihrer Haut, im Gesicht, an ihren Händen, im Dekolleté, unter den Augen, im ganzen Körper. Was tut er mit Ihnen?

Er macht sie krank. Tag für Tag, Monat für Monat, Jahr für Jahr wird man Ihnen das ungesunde Leben ansehen. Die Falten an den Augen werden dreifach so stark sein wie von einer Nichtraucherin. Ihre Hände werden ab dem Alter von 40 Jahren langsam so aussehen wie von einer 60-jährigen Frau. Frauen werden nach einem Leben mit Zigarette bis zu 10 Jahren älter geschätzt.

Wenn Sie rauchen, sorgen Sie systematisch dafür, dass Ihre natürliche Schönheit verweht. Solange Sie rauchen, werden Ihnen keine teuren Hautcremes, gesunde Ernährung, Sport und andere Maßnahmen helfen, jung, frisch und fit auszusehen. Alle Ihre Bemühungen sind vergebens! Nachdem ich einige Wochen nicht geraucht hatte, waren meine dunklen Augenringe einfach verschwunden. Meine Freundinnen sagten mir, dass ich wahrlich mit den Augen strahle.

Zudem geht Ihnen wertvolle Lebensenergie verloren, wenn Sie rauchen. Die Inhaltsstoffe einer Zigarette verlangsamen den Blut- und Sauerstoffkreislauf im Körper. Sie haben ständig kalte Füße und Hände, Sie fühlen sich schlapp und müde, Sie brauchen mehr Schlaf als eine Nichtraucherin, denn Ihr Körper muss viel mehr Giftstoffe während des Schlafes aus dem Körper verbannen. Das ist auch der Grund dafür, warum Raucher morgens so schlecht aus dem Bett kommen. Der Körper möchte weiterschlafen, um mehr Zeit für die Reinigung zu haben. Als ich aufgehört habe zu rauchen, war es für mich ein Wunder zu erfahren, wie einfach es ist, aus dem Bett zu kommen. Ich bin schon vor dem Wecker wach und sprühe vor Energie.

RaucherInnen werden dieses tolle Gefühl der absoluten Lebensenergie nicht in sich spüren, denn sie verpuffen täglich ihre Energie und zerstören ihren Körper!
Hier noch ein paar erschreckende Fakten zum Rauchen:

- In der ganzen Welt rauchen etwa 1 Milliarden Menschen.

- Der Durchschnittsraucher von ihnen greift zu 15 Glimmstängel am Tag.

- In der ganzen Welt stirbt alle 10 bis 15 Sekunden ein

Mensch an den Folgen des Rauchens. In einem Jahr ergibt das eine Summe von 3 Millionen Menschen.

- Von der ganzen Weltbevölkerung, die gerade lebt, werden circa 500 Millionen Menschen aufgrund ihrer Nikotinsucht sterben. Das sind etwa 8 Prozent der Weltbevölkerung.

- In Deutschland sterben jährlich ca. 140.000 an den Folgen des Rauchens. Als Vergleich: Bei Verkehrsunfällen sterben jährlich in etwa 11.000 Personen in Deutschland.

- Am Tag werden in Deutschland ca. 400 Millionen Zigaretten, 4 Millionen Zigarren, 40 Tonnen Zigarettentabak und 4 Tonnen Pfeifentabak geraucht!

- 2008 wurden in Deutschland circa 22,5 Milliarden Euro für Tabakerzeugnisse ausgegeben.

- Hat man die ersten vier Zigaretten hinter sich, raucht man im Schnitt 30 Jahre lang.

- 20 Zigaretten am Tag verschmutzen die Lunge mit einer Kaffeetasse Teer.

- Täglich wird etwa 30 Personen auf der Welt ein Raucherbein entfernt.

- In einer Zigarette stecken in etwa 4.800 chemische Substanzen von denen 70 als hochgradig giftig einzustufen sind.

- Würde ein Baby eine Zigarette essen, würde es an den Giftstoffen sterben.

- Würde man den Nikotinwert von etwa 25 Glimmstängel (das sind 50mg Nikotin) einem Erwachsenen intravenös einflößen, würde er sofort an daran sterben.

- Wer am Tag bis zu 10 Zigaretten raucht, steigert das Risiko für Lungenkrebs um das 10fache.

- 90 Prozent aller Lungenkrebserkrankungen sind auf das Rauchen zurückzuführen. Für Mundkrebsfälle sind es 65 Prozent.

- Rauchen schwächst das Immunsystem, der Körper wird anfälliger für Krankheiten und Entzündungen.

- Es ist bewiesen, dass jahrelanger Zigarettenkonsum zu Krankheiten wie Krebs, Diabtes, Atemwegs- erkrankungen, Parodontitis, Unfruchtbarkeit bei Frauen, Arterienverkalkung oder Zahnausfall führen kann.

- Das Hautbild einer 40jährigen Raucherin entspricht dem einer 60jährigen Nichtraucherin.

- Im Jahr geben Tabakkonzerne zwischen 250 und 360 Millionen Euro für Werbung aus. Dazu kommen Anzeigenkosten in Höhe von etwa 90 Millionen Euro im Jahr.

- Zum Trocknen von einem Kilogramm Tabak benötigt man 150 Kilogramm Holz. Wer täglich 20 Zigaretten raucht, verqualmt somit alle 2 Wochen einen Baum.

- Ein weg geworfener Glimmstängel verunreinigt 40 Liter Grundwasser.

- Für den Anbau von Tabak benötigt man 5 Mal mehr Pestizide und Dünger als für Nahrungspflanzen, denn Tabak ist eine schwer zu kultivierende Pflanze.

"Wenn Du willst, dass eine Aufgabe richtig schwer erscheint,
dann schiebe sie einfach auf."
(Alex Fischer , Buchautor und Coach)

8. Zigaretten und die Macht der Werbung

Sie wissen, dass Zigaretten schädlich für die Gesundheit sind. Das wussten Sie schon von dem ersten Tag an, an dem Sie anfingen zu rauchen. Ihr Körper reagierte mit Schwindelgefühl und Hustenreiz. Doch trotzdem rauchen Sie.

Einige Menschen rauchen sogar, wenn sie krank sind oder sich schwach fühlen. Viele Frauen können nicht mit dem Rauchen aufhören, obwohl sie schwanger sind und ihr Kind damit gefährden.

In jeder Zigarette befinden sich mehr als 4800 chemische Verbindungen, von denen mehr als 200 (Experten sprechen sogar von 600 Stoffen) sehr giftig sind. Wie viele Stoffe krebserregend sind, wird in der Wissenschaft mit der Zahl 60 eingeschätzt. Mit jeder Zigarette inhalieren Sie diese Stoffe und es schreckt Sie nicht ab?

Doch! Manchmal haben Sie ein schlechtes Gewissen, weil Sie wissen, dass das Risiko an Krebs zu erkranken

20 Mal höher ist als bei Nichtrauchern. Sie wissen auch, dass die Lungenkapazität mit jedem Zug an der Zigarette rapide abnimmt, die Haut schneller altert und alle Körperfunktionen durch den Sauerstoffmangel langsamer werden. Trotzdem rauchen Sie weiter; das Verlangen ist einfach zu groß.

Im Kapitel 6 habe ich ja schon erklärt, was in Ihrem Gehirn abläuft, wenn Sie eine Zigarette wollen und warum dann so ein großes Verlangen nach einer Zigarette entsteht.

Ich habe Ihnen auch erklärt, dass die körperliche Abhängigkeit von Nikotin so gering ist, dass sie nach einigen Tagen nicht mehr medizinisch messbar ist. Trotzdem kann das Gefühl, dieser Drang nach einer Zigarette noch einige Monate nach dem ersten rauchfreien Tag aufkommen.

Trotz der geringen körperlichen Entzugserscheinungen greifen immer noch jährlich 25 Prozent der deutschen Frauen (das sind etwa 20 Millionen) und 38 Prozent der deutschen Männer (das sind etwa 31 Millionen) zur Zigarette. Weltweit sind es über 1 Milliarde Menschen. Wieso? Sie wissen doch, wie schädlich es ist! Auf den Packungen werden Ihnen die Bilder der kranken Menschen sogar gezeigt. Trotzdem rauchen Sie weiter.

Ich werde Ihnen jetzt den zweiten Grund nennen, warum es Menschen so schwierig fällt, mit dem Rauchen aufzuhören. Dieser Grund ist weitaus stärker als der in Kapitel 6 erklärte Grund.
Vor allem Frauen sind diesem Grund stärker verfallen als Männer.
Warum? Das erfahren Sie im nächsten Kapitel.

9. Was wir über das Rauchen denken

Mit was für einem Bild von Rauchern wachsen wir auf? Für Jugendliche ist die Zigarette der Inbegriff von Erwachsensein und Coolness. Wer raucht, ist erwachsen.

Somit fing auch ich im Alter von 16 Jahren an zu rauchen. Die ersten Male rauchte ich nur auf Partys, dann auch in der Schule vor den Kursen und schnell gehörte die Zigarette zum Alltag.

Viele Erwachsene fangen an, weil für sie die Zigarette der Inbegriff von Stressbewältigung ist. Aber das Rauchen bringt auch einen Gemütlichkeitsfaktor mit sich. Zum Beispiel habe ich eine Freundin, die zwischendurch immer versucht zu rauchen, doch wegen der starken Hustenanfälle scheitert. Sie würde so gerne rauchen, weil sie es so gemütlich findet, wenn Raucher bei einer Tasse Kaffee zusammen sitzen. Es klingt absurd, dass eine erwachsene Frau, die sich der Gesundheitsrisiken bewusst ist, trotzdem gerne rauchen möchte.

Das beweist, dass die Tabakindustrie bei ihren Marketing-Maßnahmen gute Arbeit leistet. Sie zeigt auf ihren Plakaten und früher auch bei ihrer Fernseh- und Kinowerbung verschiedene Bilder von Rauchern und Raucherinnen, die sich in unser Unterbewusstsein hineingefressen haben.

Warum glauben Frauen immer noch, dass es cool und selbstbewusst, ja sogar in manchen Fällen sexy ist, wenn man genüsslich an einer Zigarette zieht. Liegt es an den Ikonen wie Marlene Dietrich, Marilyn Monroe,

Audrey Hepburn oder Carry von Sex in the City, die der Gesellschaft und vor allem Frauen jahrelang eingetrichtert haben, dass die Zigarette das Symbol für Unabhängigkeit der Frau ist?

Im 19. Jahrhundert rauchten die Frauen der höheren Gesellschaft. Rauchen war eine Sache, die man nur in Gesellschaft tat und zu der nur hochgestellte Personen Zugang hatten. Rauchen war ein Kriterium, das bezeugte, dass man zu der besseren Gesellschaftsschicht gehörte.

Das kann man auch soziologisch analysieren: Ich rauche, weil ich zur besseren Gesellschaft gehöre. Du rauchst nicht, weil du nicht dazugehörst.

Kennen Sie die Art von Insider- und Outsidertum? Jugendliche nutzen es sehr gerne, wenn sie anfangen zu rauchen. Wir rauchen, weil wir cool sind. Wer nicht raucht, ist nicht cool!

Im zweiten Weltkrieg wurden Zigaretten an Soldaten sowie die Menschen verteilt, die in der Organisation des Krieges tätig waren. Meine Oma war im zweiten Weltkrieg als Stenotypistin in Frankreich tätig. Sie erzählte mir, dass es jede Woche eine Zigarette gab, die man zusammen im Team rauchte. Hier wurde das Image der Zigarette als Belohnungssymbol bzw. Entspannungssymbol kreiert. Einmal die Woche sollt ihr euch mit der Zigarette belohnen und ein wenig entspannen – so lautete die Botschaft der Aufseher, die die Zigaretten an die Arbeiterinnen verteilten.

Dieses Denken kennen wir heute noch: Eine Zigarette zum Entspannen nach getaner Arbeit. Eine Zigarette zur Belohnung, weil man schon den halben Arbeitstag so produktiv hinter sich gebracht hat! Denken Sie mal nach, aus welchen Gründen Sie zur Zigarette greifen. Sie werden oft die Gründe „Entspannung" und „Belohnung" finden.

In den 1960er und 1970er Jahren wurde die Zigarette für Frauen das Zeichen für Unabhängigkeit. Mit der Zigarette kämpften Frauen für ihr Wahlrecht und die Gleichberechtigung vor dem Gesetz. So was prägt sich in die Köpfe der Gesellschaft als kollektives Wissen ein und bleibt dort verhaftet.

In dieser Zeit wurde die Zigarette zum Mittel der Selbstdarstellung, zum Zeichen der Identität. Frauen, die stark, unabhängig und sexy wirken wollten, griffen zur Zigarette. Es gibt unzählige Filmplakate, auf denen man die weiblichen Stars dieser Zeit mit einer Zigarette sehen kann, zum Beispiel Audrey Hepburn für den Film „Frühstück bei Tiffany" von 1961.

Zwischen den Jahren 1960 und 1979 nahm die Zahl der rauchenden Frauen zu. 1960 waren es 4,7 Millionen. Etwa 20 Jahre später zählte man schon 7,7 Millionen rauchende Frauen. Der Anstieg der Raucherinnen hat sehr viel mit dem Bild der emanzipierten Frau zu tun. Aber es gibt noch einen anderen Grund, warum immer mehr Frauen zum Glimmstängel griffen:

Die Zigarette galt als Garantie für einen schlanken Körper!

Sie werden in der Zigaretten-Werbung nie eine dicke Person sehen, die raucht. Die Tabakindustrie kam sehr schnell auf die Idee, dass man Frauen zum Rauchen locken könnte, wenn man ihnen etwas bietet. Was könnte man ihnen bieten, damit auch jede Frau auf dieser Welt zur Zigarette greift? Eine schlanke Figur!

Die Werbeslogans aus den 1930er Jahren von Lucky Strike „Für eine schlanke Frau – greif zur Lucky Strike anstatt zu Süßigkeiten" oder von Camel „Der Verdauung zu Liebe – raucht Camel" zeigen sehr deutlich, mit welchen Mitteln die Tabakindustrie arbeitete und immer noch arbeitet.

10. Der Mythos: Zigaretten machen schlank

Auch der Mythos „Rauchen macht Schlank" hat sich in die unzähligen Köpfe von Frauen und besonders jungen Frauen geschlichen. Eine Studie fand heraus, dass junge Mädchen, die an Essstörungen leiden, auch Raucherinnen sind. Sie denken, dass jede Zigarette sie näher zu ihrem Wunschgewicht bringt.

Ich möchte Ihnen noch ein interessantes Beispiel dafür nennen, wie sich die Zigarette als Symbol der schlanken, coolen und selbstbewussten Frau in den Köpfen der Frauen auf der ganzen Welt etabliert hat.

Kennen Sie eine einzige Frau, die Pfeife raucht? Ich kenne keine! Sie werden auch nicht so einfach eine Frau finden, die in der Öffentlichkeit zur Pfeife greift. Pfeife rauchen ist etwas, was Männern zugeschrieben wird, vor allem älteren Männern.

Dieses Beispiel zeigt, dass Rauchen sehr viel, leider zu viel, mit unserem Unterbewusstsein, mit Bildern und Zuschreibungen zu tun hat, für die vor allem die Werbung der Tabakindustrie Jahre lang zuständig war, und noch immer ist.

Die Industrie erfand die Light-Zigarette oder Slim-Zigarette, die ideal zur modernen Frau passt, die ein selbstbewusstes und schlankes Leben führen möchte. Kennen Sie Männer, die Light- oder Slim-Zigaretten rauchen? Es passt nicht zum Bild, zum Marlboro-Mann, wenn ein Mann zu einer Slim-Zigarette greift. Genauso wenig passt es zu einer Frau, eine Pfeife zu rauchen.

Die Industrie hat Bilder vorgegeben, die wir im Kopf haben und nach denen wir leben. Sie leben auch danach. Sie verbinden auch das Bild einer selbstbewussten Frau mit einer Zigarette, oder einer wohlhabenden Frau mit einer Zigarette oder einer Karriere-Frau mit einer Zigarette. Die Werbung hat große Arbeit geleistet, erkennen Sie das jetzt?

Jetzt werden einige Leserinnen Einspruch einlegen: Sie werden behaupten, dass das Rauchen den Stoffwechsel anregt, was die Folge hat, dass dieser mehr Energie verbraucht und man schlank bleibt bzw. wird. Sie werden vielleicht auch behaupten, dass eine Zigarette zum Kaffee weniger Kalorien hat als ein Stück Kuchen.

Vielleicht wird auch das Argument aufkommen, dass das Rauchen eine 'Appetitbremse' ist und man weniger zu Nahrungsmitteln greift, wenn man an einer Zigarette ziehen kann.

Wenn Sie das so sehen, dann kann ich nur eins sagen: Wechseln Sie Ihre Perspektive!

Sie denken, dass Rauchen den Appetit unterdrückt und die Darmtätigkeit beschleunigt? Da haben Sie Recht. ABER: Es sind **NUR 200 Kalorien**, die Ihr Körper zusätzlich verbraucht, wenn Sie Raucherin sind. 100 Kalorien bedeutet: Ein Croissant, 30 g Erdnüsse, ein großes Bier (0,3 l), 25 Gummibärchen, zwei Bananen, zwei hartgekochte Eier, 30 Gramm Chips oder zwei Gläser Apfelsaft.

Wenn Sie denken, dass beim Rauchen der Stoffwechsel angeregt wird, sollten Sie mal überlegen, was wirklich in Ihrem Körper passiert, wenn Sie 4.800 Giftstoffe einatmen. Ihr Körper kämpft gegen das Gift und Ihr Stoffwechsel wird angeregt, damit das Gift so schnell wie möglich den Körper verlässt.

Ist es wirklich so schlimm, ein Stück Kuchen zum Nachmittags-Kaffee zu essen? Wird genau dieses Stück Kuchen dafür sorgen, dass Sie übergewichtig werden? Nein, es ist die Maßlosigkeit, die dafür sorgt, dass man übergewichtig wird! Wer Sport treibt und auf eine gesunde Ernährung achtet, der darf auch gerne ein Stück Kuchen zum Kaffee essen.

Appetit ist an sich eine positive Sache. Unser Körper signalisiert uns damit, was er gerne essen möchte, weil ihm vielleicht Vitamine oder Mineralien fehlen. Wenn wir Appetit bekommen, sagt uns unser Körper, was er braucht. Wenn allerdings die Zigarette zum Einsatz kommt und Sie nicht mehr auf Ihren klugen Körper hören, dann können sehr einfach Krankheit und Mangelerscheinungen entstehen.

Sie sehen, die Schlank-Macher-Argumente der Zigarette haben keinen Inhalt. Sie bestehen und viele Frauen und Mädchen glauben daran, anstatt sie zu hinterfragen. Zigaretten machen krank und nicht schlank!

Sie brauchen keine Sorge zu haben, dass Sie zunehmen werden, wenn Sie Nichtraucherin werden. Ich zeige Ihnen einen Weg, damit Sie nicht zunehmen.

Wenn Sie die ersten ein bis zwei Wochen bis zu zwei Kilo zunehmen, weil der Körper sich auf das Gesundsein umstellt, sollten Sie nicht aufgeben! Diese ein bis zwei Kilo werden Sie schnell wieder los, falls es überhaupt dazu kommt, dass sie zunehmen.

Allerdings müssen Sie sich auch selbst versprechen, dass mit der letzten Zigarette, die Sie rauchen werden, ein gesundes Leben anfängt. Zu diesem gesunden Leben gehört eine gute Ernährung, Sport und viel Wasser. Sie werden sehen, dass Ihr neues Leben fantastisch ist und Sie sich so gesund und frisch wie nie zuvor fühlen!

"Rauchenentwöhung ist Persönlichkeitsentwicklung! Du gehst stärker aus dem Prozess hervor!" (Frau Rauchfrei – Nicole Gabor)

Zudem werden Sie wachsen: Ihr Selbstbewusstsein wird stärker, Ihre Disziplin wird stärker, Ihre Durchhaltekraft wird stärker. Ihr Leben wird sich nach dem Rauchstopp in vielen Bereichen verbessern – versprochen!

Auch ich hatte Angst zuzunehmen, als ich beschloss, Nichtraucherin zu werden. Doch dann überlegte ich: „Was ist mir mein Körper überhaupt wert? Nehme ich es wirklich in Kauf, schneller Falten zu bekommen, mein Risiko an Krankheiten zu erhöhen und an Fitness und Kondition zu verlieren, weil ich schlank sein will?"

Ich kenne Frauen, die nicht rauchen und trotzdem schlank sind – und sie sind gesund.

Vielleicht kennen Sie die Bilder, bei denen man die Portraits zweier Frauen gleichen Alters nebeneinander stellt. Die eine Frau ist Raucherin, die andere lebt rauchfrei. Man erkennt sofort, wer von den Frauen raucht: Tiefe Falten, ein ausgemergeltes Gesicht, eine ungesunde Hautfarbe, gelbe Zähne, Falten an dem Mund, müde Augen, etc.

Welche Frau möchten Sie lieber sein? Die, die raucht oder die, die gesund und jung aussieht? Auch wenn ich nicht zugenommen habe, als ich mit dem Rauchen aufhörte – ich hätte die Zunahme von ein bis zwei Kilo in Kauf genommen!

Und an alle, die jetzt immer noch nicht davon überzeugt sind, dass Ihr Gewicht nichts mit dem Rauchen zu tun hat. Nachdem ich etwa vier Monate rauchfrei war, war ich sogar schlanker als in den letzten Monaten meines Raucherin-Lebens. Der Grund für den Gewichtsverlust: Ich mache mehr Sport, hatte viel mehr Kondition und vor allem Lust an mir zu arbeiten. Ich achtete viel mehr auf die Gesundheit als zuvor!

Kennen Sie das Google-Prinzip?
Das Leben ist wie Google. Gibt man 'Krankheit' ein, kommt 'Krankheit' heraus.

Dieses Prinzip lernte ich bei Eugen Simon, einem deutschen Coach. Er hat mir seiner Behauptung recht. Wenn ich ungesund lebe, rauche, viel Alkohol trinke und keinen Sport treibe, ist doch die logische Konsequenz, dass ich ungesund bin. Ich gebe das alles in 'Google' ein, und kann dann nicht erwarten, dass

'Gesundheit' raus kommt.

Doch wenn ich mich gut ernähre, Sport treibe, nur zu bestimmen Anlässen Alkohol trinke und nicht rauche, dann lebe ich gesund und die logische Konsequenz ist Gesundheit. Denken Sie über das Google-Prinzip nach. Es ist einfach und wahr!

Zusammenfassung

Ich fasse nochmal zusammen, warum es für viele Menschen so schwierig ist, mit dem Rauchen aufzuhören:

1. Es besteht eine körperliche Sucht, die durch das Nikotin hervorgerufen wird, allerdings nach wenigen Tagen vorbei ist.
2. Die Tabak-Industrie investiert sehr viel Geld in Werbung, sodass wir verschiedene Merkmale mit Rauchen verbinden (z.B. Rauchen macht schlank) und so Rauchen gut finden.

Es kommen jedoch noch zwei Komponenten dazu, die bei der Nikotinsucht eine Rolle spielen:

- Die geistige Sucht
- Die emotionale Sucht

11. Die geistige Sucht

Der Griff zur Zigarette ist für Frauen ein sinnliches Erlebnis. Daneben nehmen Frauen das Rauchen ganz anders wahr als Männer. Frauen rauchen mit allen

Sinnen wie eine Sudie der University of Pittsburgh herausfand. Der Geruch, der aufsteigende Qualm, das innere Gefühl der „Entspannung" wird von Frauen sinnlich aufgesaugt.

Die Kombination von emotionaler Verbindung und sinnlichem Genuss der Zigarette führt dazu, dass Frauen stärker Entzugserscheinungen haben, wenn sie mit der Rauchentwöhnung beginnen. Dabei sind es weniger die körperlichen Entzugserscheinungen sondern vielmehr der Kopf und der Geist, die nach einer Zigarette schmachten, um eine emotionale Stütze und das sinnliche Erlebnis zu erhalten.

Viele Raucherinnen rauchen schon seit mehreren Jahren. Das Rauchen ist in Fleisch und Blut übergegangen. Damit will ich sagen, dass der Griff zur Zigarette zu einer „ungesunden" Gewohnheit geworden ist. Wenn ich mit Frauen spreche, die schon lange rauchen und mit dem Laster aufhören wollen, frage ich sie immer: „Können Sie sich vorstellen, wie es ist rauchfrei zu leben?" Das Erschreckende ist, dass sich viele Frauen nicht mehr vorstellen können, wie ein Leben, ein Alltag ohne Zigarette überhaupt ist.

Allerdings ist es sehr wichtig, sich überhaupt vorstellen zu können, was ein rauchfreies Leben zu bieten hat. Denn durch die Vorstellungskraft, sich also als Nichtraucherin bildlich vor Auge zu sehen, wächst die Motivation mit dem Rauchen aufzuhören.
Doch wie kommt es, dass das Rauchen „dazu gehört" und sich so in den Alltag integriert hat?

Nehmen wir mal folgende Situation: Sie fangen mit dem Rauchen an und rauchen in bestimmten Situationen, zum Beispiel nach dem Essen. Die Prozesse, die das

Nikotin im Körper anregt, werden also jedes Mal nach dem Essen durchgeführt. Das Gehirn merkt sich das und die Folge ist, dass es nach dem Essen nach einer Zigarette fragen wird.

Das Rauchen ist eine Gewohnheit geworden. Der Kopf hat sich den Vorgang „Essen fertig, Zigarette rauchen" abgespeichert. Das macht das Gehirn automatisch, um uns das Leben zu erleichtern. Denn durch diese Gewohnheiten müssen wir das Rad nicht täglich neu erfinden und nicht so viel nachdenken. An sich sehr klug und praktisch von unserem Kopf. Jedoch bei der Gewohnheit „Rauchen" nicht sehr gesund.

Im Kopf sieht das Bilden einer Gewohnheit so aus, dass Verknüpfungen zwischen Nervenzellen entstehen, je öfter Sie nach dem Essen zur Zigarette greifen. Das führt dann dazu, dass automatisch der Drang nach einer Zigarette aufkommt, wenn man fertig gegessen hat. Es ist ein Muster, ein Automatismus entstanden.

Nach einer Zeit wird das Rauchen von Reizen bestimmt. Dazu gehören beispielsweise das Essen, das Telefonat, die Pause, der Kaffee am Morgen, das Bier am Abend, etc. All diese Situationen sind Reize, die auf das Gehirn wirken und einen Gedanken auslösen „Jetzt Rauchen".

Schauen Sie sich die Reize mal genauer an: Wollen Sie da bewusst eine Zigarette rauchen oder folgen Sie einem Impuls?
Ihr Kopf ist bei unterschiedlichen Situationen auf Zigaretten konditioniert. Um erfolgreich mit dem Rauchen aufzuhören, müssen diese Konditionierungen, Muster oder Gewohnheiten durchbrochen werden. Im Endeffekt bedeutet es, dass man die Verknüpfungen

zwischen den Nervenzellen durchtrennen muss. Wie man das macht, erfahren Sie in den späteren Kapitel!

12. Die emotionale Sucht

Wie Sie im vorigen Kapitel schon lesen konnten, wird der Griff zur Zigarette zu einer täglichen Gewohnheiten. Verschiedene Reize lösen den Griff zur Zigaretten-Packung aus, unbewusst.

Jetzt wissen wir auch, dass Frauen das Erlebnis des Rauchens ganz anders wahrnehmen als Männer. Frauen nehmen das Inhalieren des Rauchs bewusster wahr. Auch der Rauch um sie herum wird von den Sinnen wahrlich aufgesogen. Frauen sind beim Rauchen mit allen Sinnen dabei.

Rauchen ist für Frauen ein sinnliches Erlebnis, vor allem in Situationen, in denen Emotionen eine große Rolle spielen. Bei Kummer, Sorge, Wut und Stress, aber auch in guten Momenten, wenn Sie sich stolz fühlen, etwas Besonderes geschafft haben oder eine positive Nachricht erhalten haben, werden Sie zur Zigarette greifen. Warum ich das weiß?

Weil die Zigarette sowas wie Ihre beste Freundin ist!

In emotionalen Situationen ist die Zigarette zur Stelle. Sie hört sich Ihre Sorgen an und Sie können bei Ihr so richtig Dampf ablassen. In guten Momenten freut sich die Zigarette mit und gibt nochmal den „Extra-Kick". Ich denke, Sie verstehen, was ich damit sagen will. Bei meinem Coaching erzählte mir meine Klientin, dass sie immer auf den Balkon lief, wenn sie Ärger mit ihrem Partner hatte. Sie ging auf den Balkon, um zu rauchen und den Stress mit dem Partner zu bewältigen. Rauchen ist bei Frauen oft eine Bewältigungsstrategie in emotionalen Situationen. Die Zigarette ermöglicht es, dass man den Kopf frei bekommt und runterfahren kann.

Allerdings stimmt das nicht. Der Körper fährt überhaupt nicht runter sondern eher hoch, da er sofort anfangen muss, gegen die ganzen Giftstoffe zu kämpfen. Den Kopf bekommt man auch nicht frei, denn wie Sie gelernt haben, manipuliert das Nikotin ihn. Dennoch, meine Klientin hatte sich für diese Situation das Rauchen als Bewältigungsstrategie ausgesucht und sich so lange antrainiert, bis der Gang auf dem Balkon „normal" war, wenn Sie mit ihrem Partner Ärger hatte.

Als sie unter meiner Anleitung mit dem Rauchen aufhörte, musste sie sich ein Schild an den Balkon kleben, damit sie bei Ärger mit ihrem Partner nicht vergass, dass der Balkon keine Option mehr für sie ist. Langsam lernte sie, dass es andere Möglichkeiten gab, den Streit mit ihrem Partner zu verarbeiten.

Rauchen aufhören ist für viele Frauen auch eine neue Art des Konflikt-Managements. Wenn die Zigarette im Konflikt (z.B. beim Streit mit dem Partner) wegfällt, müssen andere Strategien gefunden werden. Hier kann es zum Beispiel helfen, die Situation zu verlassen und spazieren zu gehen. Auch Atmen-Techniken sind empfehlenswert.

13. Die Belohnungs-Zigarette

Kennen Sie diese Situation: Nach getaner Arbeit raucht man erst mal eine Zigarette.

- Ach, jetzt habe die Projektbeschreibung fertig gemacht, jetzt belohne ich mich mit einer Zigarette.
- Ach, jetzt habe ich die ganze Wohnung geputzt, jetzt muss ich als Belohnung erst mal eine Zigarette rauchen.
- Ach, Shopping war so anstrengend, jetzt kurz eine Zigarettenpause machen, bevor es weiter geht.

Sie belohnen sich ständig mit einer Zigarette. Achten Sie mal auf den Gedankengang! Der Hintergrund für die Belohnungs-Zigarette ist, dass das Nikotin auf das Belohnungszentrum (auch Nucleus accumbens genannt) in unserem Gehirn wirkt. Immer wenn Sie eine Zigarette rauchen, denkt das Nucleus Accumbens, dass eine Belohnung für irgendetwas stattfindet und reagiert mit einem positiven Gefühl, in dem es Glücksbotstoffe wie Endorphine, Dopamin, Serotonin frei setzt.

Sie kennen das Gefühl. Es ist eine Art warmer Schauer, der sich im Körper ausbreitet, wenn Sie den ersten Zug genommen haben. Das Gefühl ist sogar so gut, dass Sie gar nicht mehr die Abwehrmechanismen wahrnehmen, die von ihrem Körper ausgehen, der zugleich bemerkt, dass Sie ihm Gift zufügen.

Das Gehirn schüttet instinktiv Glückshormone nach dem Essen, dem Trinken oder sexueller Aktivität aus – also bei überlebenswichtigen Handlungen! So ist garantiert, dass wir die Grundbedürfnisse befriedigen und uns am Überleben halten.

Sehen Sie den Zusammenhang zwischen dem Belohnungszentrum und dem Nikotin? Wenn Sie rauchen, denkt Ihr Körper, dass es überlebenswichtig ist! Wenn Sie aufhören und das Belohnungszentrum nicht mehr durch Nikotin bedient wird, gerät der Körper in Panik, denn ihm fehlen ja die Glücksbotenstoffe. Das erklärt auch, warum Menschen, die mit dem Rauchen aufgehört haben, schnell in Stresssituationen gelangen, in denen Sie UNBEDINGT eine Zigarette haben müssen, da Sie sonst nicht weiterleben können.

Ihr Körper denkt: „Oh, mir fehlt Nikotin. Ich BRAUCHE aber Nikotin, damit ich mich gut fühle und Glückshormone entsenden kann. Das ist LEBENSNOTWENDIG." Ihr Körper hat Angst, dass die lebenswichtigen Funktionen nicht bedient werden und erzeugt Stress.

Außerdem erklärt die Wirkung von Nikotin auf das Belohnungszentrum im Gehirn auch, warum sich viele Menschen so schlecht, mies gelaunt und depressiv fühlen, wenn sie mit dem Rauchen aufhören. Der Körper muss sich erst mal wieder daran gewöhnen, auf eigene Faust die Glückshormone herzustellen. Das geht relativ schnell, denn unser Körper ist ein Wunderwerk! Zudem können Sie ihn durch kleine Belohnung im Alltag bei der Eigenproduktion von Glücksstoffen unterstützen. Hier finden Sie viele Gratis-Tipps auf meinem Blog www.frau-rauchfrei.de.

14. Glück auf der einen, Stress auf der anderen Seite

Nun wissen Sie, dass Ihr Gehirn Glückshormone produziert, wenn Sie rauchen. Doch gleichzeitig passiert noch etwas anderes: Ihr Körper schüttet die Stresshormone Adrenalin und Cortisol aus. Nach Ihrer Zigarette stehen Sie unter Strom. Davon merken Sie nicht viel, denn

1. Sie fühlen den warmen Schauer der Glückshormone.
2. Sie sind süchtig und es stresst Sie, wenn Sie nicht rauchen. Deshalb ist Ihr Körper für den ersten Moment beruhigt, wenn das Nikotin kommt.

Rauchen entspannt nicht. Das Argument 'Ich rauche, um zu entspannen und abzuschalten' ist nicht wahr. Ihr Körper steht permanent unter Strom, weil er abhängig ist und auf die nächste Ladung Nikotin wartet. Bekommt er Sie, ist er auch gestresst, weil das Nikotin auf das Nervenzentrum reagiert und Stresshormone ausgeschüttet werden. Sie sehen - als Raucherin ist es sehr schwer wirklich zu entspannen!

Hier möchte ich eine Geschichte einer Klientin von mir erzählen, die ich in ein rauchfreies Leben gecoacht habe. Sie erzählte, dass sie im Urlaub in Griechenland war und einen einsamen Strand besuchen wollte. Dieser war circa eine Stunde Fußweg von ihrem Hotel entfernt. Vor der Wanderung zum Strand deckte sich die Klientin mit einer neuen Packung Zigaretten und einem Feuerzeug ein. Sie machte sich in der prallen Sonne auf den Weg zum Strand. Dort angekommen, legte sie ihr Handtuch aus, wollte entspannen und den Anblick auf das Meer genießen – natürlich mit einer

Zigarette. Sie führte die Zigarette zum Mund und wollte sie anmachen. Doch das Feuerzeug funktionierte nicht. Alle Bemühungen führten zu nichts. Es gab auch keine anderen Strandbesucher, die ihr aushelfen hätten können. Frustriert und gestress verliess meine Klientin den Strand nach gut einer halben Stunde, weil sie unbedingt rauchen wollte.

Die Geschichte zeigt, wie sehr man Entspannung mit einer Zigarette verbindet. Dabei hätte meine Klientin einfach nur den menschenleeren Strand und das Meer genießen können – das wäre Entspannung pur gewesen!

15. Rauchen: Folgen für Ihre Gesundheit

Wie heißt es so schön auf den Zigarettenpackungen „Rauchen gefährdet Ihre Gesundheit". Natürlich gefährdet Rauchen die Gesundheit. Das ist bewiesen und es gibt sehr viele Studien, die zeigen, dass Zigaretten dem Körper schaden. Selbst Passivrauchen schädigt, auch das ist wissenschaftlich belegt. In Deutschland sterben pro Jahr zwischen 110.000 und 140.000 Menschen an den Konsequenzen des Rauchens. Man schätzt, dass es etwa 3.300 Menschen im Jahr sind, die aufgrund des Passivrauchens sterben.

Hier folgen ein paar Fakten, wie sehr der Zigarettenkonsum sich auf die Gesundheit auswirkt und dass es sich wirklich lohnt, mit dem Rauchen aufzuhören. Ihr Körper dankt es Ihnen sofort!

Eine Folge des Rauchens ist Lungenkrebs. 90 Prozent der Menschen, die diese Krebsart bekommen, sind Raucher. Daneben ist Harn- und Blasenkrebs sehr stark bei Rauchen verbreitet. Das liegt daran, dass sich die Giftstoffe in der Blase und im Harnweg ablagern. Das Gleiche gilt auch für die Nieren. Raucher erleiden häufig an Nierenkrebs, denn die sind für den Reinigung des Körpers zuständig. Leider kommen sie bei Rauchern häufig nicht nach, weil die Menge an giftigen Stoffen zu hoch ist.

- Auch Krebs in den Mundhöhlen, am Kehlkopf und in der Speiseröhre betrifft häufig Raucher. Das leuchtet ein, sind diese Körperteile direkt in Kontakt mit dem Zigarettenrauch.

- Das Risiko an Bauchspeicheldrüsenkrebs zu erkranken ist bei Rauchern drei Mal so hoch als bei Nichtrauchern. Dabei reichen schon wenige Zigaretten am Tag aus.

- Das Risiko eine Herz-Kreislauferkrankungen zu erhalten, ist doppelt so hoch wie beim Nichtraucher. Auch das Risiko an einen Schlaganfall zu erkranken steigt um das Doppelte.

- Alle Organe können durch den Tabakkonsum erkranken. Vor allem Augen, Zähne und der Darm tragen Schäden vom Rauchen.

- Raucher leben im Durchschnitt 10 Jahre kürzer als Nichtraucher.

- Weitere gesundheitliche Beeinträchtigungen sind Unfruchtbarkeit bei der Frau und Impotenz beim Mann. Auch ein verringertes sexuelles Verlangen sind eine Folge vom Rauchen.

- Die Schadstoffe in der Zigarette sorgen für eine

vorzeitige Hautalterung.

- Der bekannte Raucherhusten entsteht, weil die
Atemwege gereizt werden. Dadurch entsteht eine
Produktion von Schleim, der dann als Raucherhusten
bezeichnet wird. Langfristig zerstört das Rauchen die
Lungenbläschen. Die Folgen sind schrecklich: Die
Lunge verliert an Elastizität und die verbrauchte Luft
kann nicht mehr vom Körper abgegeben werden.
Daneben kann neue, frische Luft nicht mehr
ausreichend eingeatmet werden. Der komplette Körper
leidet an Sauerstoffmangel und oft kommt es dann zum
Herzversagen sowie innerer Erstickung. Der
Zigarettenkonsum führt dazu, dass sich die Blutgefäße
verengen und verkalken. Der Körper wird weniger mit
Sauerstoff versorgt, der Stoffwechsel wird langsamer.
Die Folgen sind Herzinfarkte, Absterben der Gliedmaße
(Raucherbein) oder Schlaganfälle.

- Raucher erleiden schneller Infektionskrankheiten, weil
das Immunsystem permanent geschwächt wird. Zudem
heilen Wunden von Rauchern langsamer als von
Nichtrauchern.

Rauchen: Folgen für Frauen

- Raucherinnen haben ein doppelt so hohes Risiko an
Gebärmutterkrebs zu erkranken als Nichtraucherinnen.
Auch Brustkrebs wird bei Raucherinnen häufiger
festgestellt.

- In einer Langzeituntersuchung fand man heraus, dass
Raucherinnen ein 140 höheres Risiko haben, einen
Herzinfarkt zu bekommen als Nichtraucherinnen.

- Rauchen kann bei der Frau zu einer Störung der Periode führen. Dadurch wird die Fruchtbarkeit verringert und die Menopause tritt bei Raucherinnen bis zu 10 Jahren früher ein.

- Das Hautbild einer 40jährigen Raucherin entspricht dem einer 60jährigen Nichtraucherin.

- Rauchen in der Schwangerschaft schadet massiv das ungeborene Kind, denn es nimmt über den Brutkreislauf der Mutter die Giftstoffe auf. Frauen, die in der Schwangerschaft rauchen, erhöhen das Risiko eine Fehl- oder Frühgeburt zu bekommen. Auch Missbildungen bei Babys sind bei Raucherinnen sehr hoch. Daneben erkranken Kinder von Raucherinnen öfter an Krebs als Kinder von Nichtraucherinnen. Außerdem geht das Neugeborenen einen knallharten Nikotinentzug durch, wenn es nicht mehr mit dem mütterlichen Blutkreislauf verbunden ist.

- Osteoporose ist ein Frauenthema und tritt bei Frauen vermehrt nach der Menopause auf. Bei Raucherinnen ist die Wahrscheinlichkeit höher, dass sie an Osteoporose erkranken als bei Nichtraucherinnen.

Zusammenfassung & Aufgaben

In den letzten zwei Kapiteln habe ich Ihnen aufgezeigt, dass Sie mit dem Rauchen viele Wunschbilder, Identitäten und auch Lebenskonzepte verbinden. Diese werden bewusst von der Tabakindustrie hergestellt, damit Sie zur Zigarette greifen, abhängig werden und die großen Tabakkonzerne jede Menge Geld verdienen.

Schauen Sie ein wenig bewusster auf Ihr

Rauchverhalten. Überlegen Sie, warum Sie zur Zigarette gegriffen haben und überlegen Sie auch, warum Sie rauchen möchten, wenn Sie zur nächsten Zigarette greifen.

Erinnern Sie sich noch an mein Beispiel mit dem Pfeife-Raucher, der zu 99,99 Prozent ein Mann ist. Man verbindet den Pfeife-Raucher automatisch mit den Eigenschaften 'Weisheit' und 'Intellektualität': Der alte Mann, der im Schaukelstuhl sitzt, Pfeife raucht und dabei Geschichten aus seinem Leben erzählt. Sehen Sie, wie das Gehirn funktioniert? Ich nenne Ihnen einen Begriff und Sie verbinden damit sofort Merkmale und Situationen.

Genauso ist es auch mit den Zigaretten. Sie assoziieren mit einer Zigarette etwas. Das kann Entspannung sein, das kann Jugendlichkeit sein, das kann auch Geselligkeit sein. Das Schlimme ist nur, dass es bei einer Zigarette nicht nur ein Merkmal ist, sondern direkt ganz viele. Sie rauchen Zigaretten nicht nur, wenn Sie unter Menschen sind oder nur, wenn Sie im Stress sind. Sie verbinden viele verschiedene Situationen und viele verschiedene Emotionslagen mit dem Bild der Zigarette. Deshalb greifen Sie zu Einer und rauchen. Ich werde dieses Phänomen in Kapitel 19 und 20 näher beschreiben.

Es gibt natürlich Raucher, die nur Zigarette greifen, wenn sie gesellig mit anderen Menschen Alkohol trinken. Aber auch diese Gelegenheits-Raucher sind abhängig, denn sie können gesellige Situationen nicht ohne Zigarette meistern. Fehlen die Zigaretten zu so einem Anlass, werden sie nervös und erleiden einen Entzug. Auch sie müssen lernen, dass sie ohne Zigarette auskommen können.

Die „Wirkung von Nikotin auf das Belohnungszentrum zeigt sehr deutlich, wie tückisch sich die Nikotinzufuhr auf den Körper auswirkt und eine sehr ausgeklügelte Sucht erzeugt. Erst wenn Sie verstehen, warum Ihr Körper wie reagiert, können Sie von der Zigarette lassen und ein rauchfreies Leben führen!

Es sprechen viele Vorteile für den Rauchstopp. Wenn Sie sich nochmal die Liste der gesundheitlichen Folgen anschauen, sehen Sie, dass vor allem Ihre Gesundheit von der Rauchentwöhnung profitiert!

„Verbringe nicht die Zeit mit der Suche nach einem Hindernis, vielleicht ist keines da."
(Franz Kafka, Dichter)

Frauen und Rauchen

16. Die Verantwortung Anderen gegenüber

Das Thema Passivrauchen spielt vor allem für Frauen mit Familie, für schwangere Frauen aber auch für Frauen eine Rolle, denen ihr Umfeld nicht egal ist.

Lange Zeit galt es für Nichtraucher als ungefährlich, den Zigarettenqualm der Raucher einzuatmen. Jedoch wurde diese Erkenntnis widerlegt. Man geht davon aus, dass Passivraucher zwischen 20 und 40 Zigaretten im Jahr 'mitrauchen'. Die Zahl ist natürlich abhängig davon, wie viel Zeit man mit Raucher verbringt. Bei diesen passiven Zigaretten ist man einer Vielzahl der 4.800 chemischen Verbindungen ausgesetzt, die beim Anzünden ihre giftige Wirkung entfachen.

Im letzten Kapitel habe ich ja schon genauer beschrieben, wie die Wirkung aussieht. Jetzt stellen Sie sich vor, dass diese Stoffe sogar so giftig sind, dass sie Menschen schaden, die die Zigarette gar nicht selber rauchen, sondern nur daneben stehen, wenn sie von einer anderen Person geraucht wird.

Frauen, die vor rauchfreien Freunden, Partnern oder Kollegen rauchen, müssen sich bewusst machen, dass ihr Umfeld mitraucht und der Zigaretten-Rauch dem Umfeld schadet.

Vor allem Kinder leiden unter qualmenden Eltern. Wenn Sie Raucherin sind und vor ihren Kindern rauchen, müssen Sie sich bewusst machen, dass Sie dem Nachwuchs erheblich schaden. Es ist Ihre Verantwortung, mit dem Rauchen aufzuhören und ein Vorbild für Ihre Kinder zu sein!

Schwangere Frauen, die rauchen, fügen dem neugeborenen Kind, aber auch sich selber einen großen Schaden zu. Die Liste von Risiken für rauchende Schwangere, die die Weltgesundheitsorganisation veröffentlicht hat, ist lang. Hier ein paar Beispiele: Es besteht ein größeres Risiko einer Früh-, Fehl- oder Totgeburt für schwangere Frauen, die rauchen. Zudem besteht ein größeres Risiko für eine Lippen-Kiefer-Gaumenspaltung bei dem Kind. Des Weiteren hat man festgestellt, dass das Rauchen Einfluss auf die Lunge des Ungeborenen hat, so dass das Kind im Jugendalter Lungenprobleme bekommen kann.

Die Liste der möglichen Krankheiten und Risiken für das ungeborene Kind und die Mutter ist lang. Eine Sache wird aber nicht aufgezählt: Man nimmt dem ungeborenen Baby die Freiheit rein und gesund auf die Welt zu kommen.

Das Rauchen hat auf jeden Fall eine gesundheitsschädigende Wirkung auf das Kind. Ob diese mehr oder weniger gravierend ausfällt, ist abhängig vom Rauchverhalten der Mutter. Was oft übersehen wird, ist, dass das Kind, noch gar nicht auf der Welt, schon mit der Sucht der Mutter konfrontiert wird. Das Baby kann sich nicht gegen die Dummheiten der Mutter wehren, da es von ihr abhängig ist. Es wächst im Körper der Mutter und umso gesünder die Mutter ist, desto gesünder ist das Kind.

Es ist unfair, einem ungeborenen Baby indirekt zum Rauchen zu zwingen. Jede Mutter, die das tut, muss sich bewusst sein, dass es dem ungeborenen Baby die Chance nimmt, gesund und frei auf die Welt zukommen. Das gilt auch für Frauen, die während der Stillzeit rauchen!

Es ist auch bewiesen, dass Babys einer Mutter, die während der Schwangerschaft geraucht haben, einen Entzug durchmachen. Dieser ist für das Neugeborene sehr hart, denn es weiß nicht, was mit dem Körper passiert. Die Folgen dieses kalten Entzuges sind Schlaflosigkeit, Unwohlsein und Gereiztheit beim Baby.

Jede Frau sollte sich bewusst machen, was es ihrem ungeborenen Baby und ihrem Kind antut, wenn sie raucht. Nur sie selbst kann dafür sorgen, dass ihre Kinder in einer gesunden Umgebung aufwachsen, in dem sie frühzeitig aufhört zu rauchen!

17. Frauen sind Vorbilder

Jeder Mensch ist ein Vorbild. Frauen sind vor allem für ihre Kinder Vorbilder. Ihre Kinder lernen von Ihren Müttern, wie sie sich im Leben verhalten sollen. Sie lernen von ihrer Mutter, was Moral ist, wie man sich gegenüber anderen Menschen verhalten sollte und welche Werte im Leben wichtig sind.

Wer als Kind nie gelernt hat, dass es wichtig ist, anderen Menschen mit Respekt zu begegnen, der wird sich als Erwachsener nicht respektvoll anderen Menschen gegenüber verhalten.
Eltern bringen ihren Kindern Werte wie Respekt, Gerechtigkeit, Ordnung, Pünktlichkeit, Reichtum und/oder Fleiß bei. Gesundheit ist auch ein Wert.

Für manche Menschen spielt dieser Wert in ihrem

Leben keine große Rolle. Sie ernähren sich schlecht, sie treiben kein Sport, sie lassen sich zu sehr von ihren Gelüsten treiben und auch ihr Kopf ist ungesund, weil sie täglich negative Gedanken denken. RaucherInnen legen auch keinen großen Wert auf die Gesundheit, da sie sonst nicht rauchen würden. Rauchen zerstört nämlich ihre Gesundheit. Diese Einstellung zur Gesundheit geben Raucherinnen auch an ihre Kindern weiter.

Für Kinder, die in einem Umfeld aufwachsen, in dem geraucht wird, ist Rauchen, sind Zigaretten, etwas Normales. Es gehört zum Alltag und weil ihre Eltern geraucht haben, werden die Kinder nicht nachdenken, ob es richtig oder falsch ist, mit dem Rauchen anzufangen. Ihre Eltern haben es ihnen vorgemacht und was die Eltern tun, dass kann doch nicht falsch sein.

Wenn Sie als Mutter rauchen und ihre Kinder das mitbekommen, ist die Wahrscheinlichkeit sehr hoch, dass Ihre Kinder auch anfangen zu rauchen, wenn Sie in einem gewissen Alter sind (meistens in der Pubertät). Wenn Sie dann als Mutter Ihren Kindern erzählen, dass sie das mit dem Rauchen lassen sollen, werden sie natürlich nicht auf Sie hören: Sie rauchen ja selber! Sie sind ihr Vorbild!

Sie kennen wahrscheinlich den Spruch: „Fang bloß nicht an zu rauchen!".
Jede Raucherin, jeder Raucher wird diese Einsicht an jeden weitergeben, der kurz davor ist, sich zum ersten Mal eine Zigarette anzuzünden. Auch ich habe diese Worte zu meiner kleinen Schwester gesprochen. Ich habe ihr sogar gesagt, dass ich ihr ihren Führerschein bezahle, wenn sie bis zu ihrem 18. Lebensjahr nicht

geraucht hat. Was denken Sie, musste ich ihren Führerschein bezahlen?

Nein! Ich darf mich nicht wundern, ich habe vor ihr geraucht und auch mein Vater hat vor ihr geraucht. Wir beide waren und sind noch immer ihre größten Vorbilder.

Überlegen Sie es sich gut, ob Sie Ihren Kindern ein gutes oder eine schlechtes Vorbild sein wollen!

"Egal wie lang der Weg ist. Man muss den ersten Schritt tun!"
(Mao Tse Tung, chinesischer Revolutionär)

18. Wann und warum rauchen Frauen?

Wie in der Einleitung schon erwähnt, greifen Frauen in anderen Situationen zur Zigarette als Männer.

Eine Studie ergab, dass Frauen häufiger zur Zigarette greifen, wenn sie negative Emotionen fühlen. Vor allem bei Stress, Aggressionen, Wut, Traurigkeit, Überforderung oder Langeweile kommt die Zigarette ins Spiel. Bei Männern ist es anders. Sie greifen vor allem bei positiven Emotionen zum Glimmstängel, um sich anzuregen und wenn sie in Gesellschaft sind.

Das ist ein interessanter und zugleich wichtiger Punkt, wenn Sie mit dem Rauchen aufhören möchten! Was sagt uns das?

Frauen sehen in der Zigarette eine Art Trost, aber auch Flucht. Die Zigarette wird zum emotionalen Partner in schwierigen Zeiten. Geht es Ihnen schlecht, greifen Sie zur Zigarette und suchen in ihr Halt, Trost, Verständnis, Entspannung und Rückzug.

Wenn es zu diesen negativen Situationen kommt, ist das Verlangen nach einer Zigarette groß. Aber genau diese Situationen und negative Gefühle sind auch die Knackpunkte, die die Abhängigkeit der Frau so komplex machen. Dadurch, dass die Zigarette in schlechten Zeiten da ist, haben Frauen das Gefühl, dass die Zigarette unentbehrlich ist. Sie denken, dass sie es in schwierigen Momenten nicht ohne die 'kleine Hilfe' schaffen werden.

Genau in diesen 'schwierigen Momenten' ist die Gefahr sehr groß, rückfällig zu werden. Deshalb sollten wir diesen Momenten auch eine große Aufmerksamkeit schenken. Das Muster, eine negative Emotion mit einer Zigarette zu kompensieren, muss aufgebrochen werden. Wie Sie das machen, werde ich Ihnen im zweiten Teil des Buches näher erklären. In diesem Kapitel erhalten Sie ein wichtiges Werkzeug in Bezug auf Ihr rauchfreies Leben!

Ein weiterer wichtiger Punkt, der beim Thema 'Frauen und Rauchen' eine große Rolle spielt, ist die Stressbewältigung.

Für Frauen, die Beruf und Familie jeden Tag unter einen Hut bringen müssen, bietet die Zigarette eine Art 'Rückzugsort'. Bei einer Zigarette lässt man den Job, die Kinder, den Haushalt außen vor und nimmt sich Zeit für sich. So denken viele Frauen, wenn Sie für einige Minuten verschwinden, um eine Zigarette zu rauchen.

Ich kenne solche Situationen. Die Wohnung war perfekt gereinigt und weil das so viel Arbeit war, musste ich mich erst mal mit einer Zigarette (und gerne einer Tasse Kaffee) erholen. Auf der Arbeit gönnte ich mir eine Zigaretten-Pause, um ein wenig Abstand von meinem überfüllten Schreibtisch sowie Kopf zu gewinnen. Wenn ich von A nach B nach C hetzte, waren die fünf Minuten, die ich auf die Bahn warten musste, die perfekte Zeit für eine kleine Pause mit Glimmstängel. Und Abends, nach erledigter Arbeit, griff ich zur Zigarette und einem Glas Wein, um vom ganzen Alltagsstress zu entspannen.

Aufgabe: Hinterfragen Sie sich und Ihr Rauchverhalten in den nächsten Tagen! In welchen Situationen rauchen Sie, welche Gefühle sind damit verbunden. Wann rauchen Sie sogenannte Negative-Emotionen-Zigaretten, wann Anti-Stress-Zigaretten? Geht es Ihnen danach besser?

Machen Sie sich eine Liste, in der Sie den Tag, die Situation und das Gefühl dokumentieren, was Sie beim Rauchen spüren. Ist es eine Erleichterung? Entspannung oder einfach nur Gewohnheit? Zudem sollten Sie überlegen, was der Auslöser, der Reiz für die Zigarette war!

Wahrscheinlich wächst gerade in Ihnen die Angst, genau in solchen Momenten auf eine Zigarette verzichten zu müssen. Machen Sie sich keine Sorgen! Sie werden schnell lernen, dass es ohne Zigarette geht und Sie viel entspannter und glücklicher durchs Leben gehen.

19. Die Macht der Gewohnheit oder der unbewusste Griff zur Zigarette

Wenn Sie in den nächsten Tagen Ihr Rauchverhalten genauer beobachten, wird Ihnen in einigen Momenten klar, dass Sie ganz unbewusst zur Zigarette greifen. Die Hand ist einfach an der Packung und schon ist der Glimmstängel an.

Sie haben sich das Rauchen zur Gewohnheit gemacht. In vielen Situationen greifen Sie zur Zigarette, weil es Ihre Gewohnheit ist. Wenn es nicht Ihre Gewohnheit wäre, dann würde folgender Gedankengang in Ihrem Kopf ablaufen:

Möchte ich jetzt Rauchen? Ich habe das Verlangen zu Rauchen, aber ich weiß auch, dass Zigaretten mir schaden. Deshalb greife ich nicht zur Zigarette!"

Sie würden abwägen, ob Sie rauchen sollen oder nicht. Wahrscheinlich würden Sie sich gegen eine Zigarette entscheiden, weil Sie in Ihrem Bewusstsein haben, das Zigaretten Ihnen schaden. Aber natürlich wissen Sie auch, dass da noch die Nervenköpfchen ein Wörtchen mitzureden haben und diese es nicht zulassen, dass Sie abwägen können, ob Sie rauchen wollen oder nicht – Sie müssen rauchen!

Das ist die perfekte Mischung, die Ihre Sucht unterstützt: Ihr Körper verlangt nach einer Zigarette, Sie verbinden positive Assoziationen mit einer Zigarette und Ihre Hand hat schon zur nächsten Zigarette gegriffen, weil es eine Gewohnheit ist.

Ich werde das mit der Gewohnheit anhand eines Beispiels erklären.

Dreimal die Woche fuhr ich mit der Bahn etwa 50 Minuten zu meiner Arbeitsstätte. Dort angekommen, musste ich ungefähr 10 Minuten ins Büro laufen. Auf diesem Weg kaufte ich mir immer einen Coffee-To-Go und setzte mich für etwa 5 Minuten auf einen Platz, wo ich dann genüsslich eine Zigarette rauchte – die Zigarette bevor es dann an die Arbeit ging.

Ohne Nachzudenken steuerte ich in die Bäckerei und bestellte einen Coffee-To-Go. Es war immer ein Coffee-To-Go, etwas anderes bestellte ich nicht. Das Geld für den Kaffee, exakt 1,10 Euro, hatte ich immer schon in meiner Hosentasche parat, da ich es mir in der Bahn zu Recht gelegt hatte.

Mit dem Kaffee in der Hand ging es schnurstracks in Richtung des Platzes, wo ich meine Zigarette rauchte. Das war eine Gewohnheit von mir. Ich sage heute, dass es eine schlechte Gewohnheit war. Rauchen ist eine schlechte Gewohnheit. Doch hier die gute Nachricht: **Gewohnheiten kann man ändern!**

Gewohnheiten laufen bei uns unbewusst ab: Man kennt die Situation, wenn man den Weg mit dem Auto von der Arbeit nach Hause fährt. Meistens ist man in Gedanken und kriegt nicht die Straßenführung mit. Aber weil man diesen Weg schon sehr oft gefahren ist, weiß man, wo man rechts abbiegen muss, eine Ampel steht, wann man in welchen Gang schalten muss, etc. Nebenbei kann man ohne Bedenken das Radio bedienen.

Wie ist das möglich?

Unser Gehirn merkt sich gleich ablaufende Prozesse, speichert sie und spult sie ab, wenn sie gefragt werden. Dadurch sparen wir Energie und müssen nicht jeden Tag das Rad neu erfinden. Stellen Sie sich mal vor, Sie müssten jeden Tag das Autofahren und den Nachhause-Weg erlernen. Jedes Mal überlegen: Geht es rechts oder links entlang? Daneben noch entscheiden: Muss ich jetzt die Kupplung oder das Gas treten und in welchem Gang muss ich schalten?

Sie sehen, Gewohnheiten sind praktisch. Sie erleichtern uns das Leben. Wir haben unzählige Gewohnheiten, die wir täglich anwenden und die unseren Alltag strukturieren. Deshalb sind wir auch so effizient. Wir müssen nicht jeden Morgen neu lernen, wie man sich die Zähne putzt oder die Haare kämmt. Nach dem Frühstück putzen wir die Zähne, ganz automatisch. Nach dem Duschen werden die Haare gekämmt, ganz automatisch.

Doch was ist mit schlechten Gewohnheiten, die uns nicht gut tun? Die kann man ändern!

In diesem Kapitel finden Sie eine Unterstützung dafür, wie Sie Ihre Gewohnheiten ändern. Das muss nicht nur das Rauchen sein. Sie können auch andere Gewohnheiten mit Hilfe der einzelnen Schritte ändern. Doch jetzt geht es erst mal um Ihre Rauch-Gewohnheiten:

Rauchen wird oft als schlechte Gewohnheit betitelt. So gesehen stimmt es. Rauchen ist einmal eine Angewohnheit und zweitens eine Schlechte dazu. Der Griff zur Zigarette in verschiedenen Situationen erfolgt in der Regel unbewusst. Zum Beispiel greifen Sie nach dem Essen automatisch zur Zigarette. Wenn Sie zu den

Morgen-Raucherinnen gehören, greifen Sie automatisch beim Frühstückskaffee zur Zigarette. Sie überlegen nicht lange, ob Sie rauchen sollen oder nicht. Sie tun es einfach. Es ist ein Ritual, das sie täglich durchführen.

Rauchen ist auch zur Gewohnheit geworden, weil Sie es regelmäßig machen! Alle Dinge, die wir regelmäßig machen, werden zu Gewohnheiten! Die Handlungen haben sich richtig in unsere Nervenbahnen eingefressen. Kommt es zu einem Auslöser, weiß unser Nervensystem: „Jetzt ist wieder Zeit für eine Zigarette" oder „Jetzt ist wieder Zeit für den Schokoriegel".

Mit Auslöser meine ich Situationen oder Details, die die Gewohnheit bei Ihnen auslösen. Bei mir war ein klassischer Auslöser eine Situation, in der ich geistig überfordert war. Das war vor allem auf der Arbeit der Fall, wenn ich auf einmal das Gefühl hatte, mir wächst alles über dem Kopf, weil eine neue Aufgabe dazu gekommen war. Dann kamm das Gefühl auf: „Nicole, Du brauchst jetzt erst mal eine Zigarette, um zu entspannen".
Die Auslöser zu umgehen, wird schwierig sein.
Einfacher ist es, die Gewohnheit des Rauchens zu durchbrechen und am besten durch eine neue Gewohnheit zu ersetzen.

Wie Sie in dem Buch schon gelesen haben, rauchte ich meine erste Zigarette morgens beim Kaffee. Als ich mich entschloss, nicht mehr zu rauchen, hatte ich genau vor der morgendlichen Situation sehr große Angst. Die Morgen-Zigarette war eine sehr starke Gewohnheit von mir und ich hatte sehr große Angst davor, dass ich nach dem Aufstehen genau diese Zigarette sehr vermissen würde. Wenn ich jetzt nach

Hinten blicke, kann ich nur sagen, dass meine Angst unbegründet war.

Ich habe mir sehr schnelle neue Gewohnheiten angelernt, die jetzt jeden Morgen ablaufen. Der Morgen-Kaffee gehört immer noch dazu. Mit ihm mache ich mir eine kleine Liste mit Dingen, die am Tag anstehen und die ich erledigen möchte. Wenn ich sehr früh wach bin, stehe ich einfach am Fenster und genieße die Ruhe. Des Weiteren kuschel ich mit meinem Partner, räume ein wenig auf und verbringe mehr Zeit im Bad, um mich zurechtzumachen. Am Anfang habe ich auch ein wenig Fernsehen geschaut, um mich abzulenken. Zudem trinke ich jeden Morgen meinen Kaffee, ohne den geht nichts! Aber ich vermisse die Morgen-Zigarette dabei überhaupt nicht!

Die Morgen-Zigarette ist übrigens für viele Raucher eine große Hürde auf dem Weg zum rauchfreien Leben. Das liegt daran, dass der Körper nach der Nacht neues Nikotin braucht. Das legt sich allerdings, wie Sie mittlerweile wissen, sehr schnell. Denn der Körper lernt sehr schnell, dass er morgens selber Acetylcholin herstellen muss und kein Nikotin mehr bekommt, wenn Sie einige Tage auf Ihre Morgen-Zigarette verzichten.

Wenn Sie mit dem Rauchen aufhören, werden Sie sich automatisch neue Gewohnheiten zulegen. Wenn Sie beispielsweise immer in der Mittagspause geraucht haben, müssen Sie das Rauchen nun durch eine neue Gewohnheit ersetzen.
Genau in dieser Situation kann es aber dazu kommen, dass Sie sich eine neue schlechte Gewohnheit suchen. Anstatt zu rauchen, kaufen Sie sich Süßigkeiten und essen diese in Ihrer Mittagspause. Sie können sich vorstellen, wohin das führt.

Deswegen ist es ratsam, die alten und neuen Gewohnheiten ein wenig genauer unter die Lupe nehmen. Sie können es steuern, welche neuen Gewohnheiten Sie sich neu zulegen.

Um eine Gewohnheit zu ändern, braucht man zwischen 20 und 30 Tage. Das bedeutet für frische Ex-Raucherinnen, dass es in etwa solange dauert, bis man über den ersten Berg ist. Man spricht hier auch von der 3-Wochen-Grenze, die ein großer Meilenstein beim Rauchstopp darstellt. Damit meine ich, dass man in dieser Zeit bewusst gegen die alten Gewohnheiten ankämpfen muss. In dieser Zeit wird man in Situationen, in denen das Rauchen früher Gewohnheit war, das Gefühl erhalten, dass etwas fehlt. Ich möchte Ihnen jetzt keine Angst machen! Ich möchte Ihnen einfach nur aufzeigen, dass es eventuell zu diesem Gefühl kommen kann, aber ich gebe zugleich das nötige Handwerkszeug, so dass Sie für diese Eventualität gewappnet sind.

Schauen Sie positiv auf die letzten Worte: 20 bis 30 Tage ist nichts, wenn Sie diese Zeit mit der Zeit vergleichen, die Sie geraucht haben. Außerdem spreche ich von einer Eventualität, die eintreten kann und nicht muss. Nach etwa einem Monat werden Sie es gar nicht mehr merken, dass Sie nicht mehr rauchen! Ich weiß, die Angst vor dem Aufhören wird größer, doch auch dagegen sie können Sie ankämpfen. Wie? Das verrät Ihnen das nächste Kapitel.

Viele Menschen argumentieren damit, dass eine schlechte Gewohnheit niemanden umbringt. Beim Rauchen sieht das leider anders aus. Vielleicht bringt Sie eine Zigarette am Tag nicht sofort um, doch rechnen Sie mal zusammen, auf wie viele Zigaretten

Sie kommen, wenn Sie jeden Tag im Jahr rauchen: 365 Zigaretten. Jetzt rechnen Sie mal die Jahressumme aus, wenn Sie 5 Zigaretten am Tag rauchen. Dann kommen Sie auf 1825 Zigaretten pro Jahr. Wenn Sie 10 Jahre lang rauchen, enden Sie bei 18.250 Zigaretten. Denken Sie, dass 18.250 Zigaretten keine Auswirkung auf Ihre Gesundheit haben?

Alternativen bzw. neue Gewohnheiten als Ersatz für die Zigarette können sein:

- Sport: Sport wirkt dreifach! Er ist gesund, ein gutes Mittel gegen zusätzliche Kilos
und sorgt für jede Menge Glückshormone.

- Obst und Gemüse: Anstatt zum Schoko-Frust-Riegel zu greifen, nehmen Sie doch
eine Mandarine, einen Apfel oder kleine Gurken- und Möhrensticks!

- Entspannung: Suchen Sie einen neuen Weg sich zu entspannen. Das kann der MP3- Stick mit der Lieblingsmusik sein, der zum Einsatz kommt, wenn man sich
gestresst fühlt. In meinem Shop finden Sie eine Meditation, in der Sie den Nikotinteufel aus Ihrem Leben verbannen.

- Eine Tasse Tee, eine Runde Sudoku, Mandala malen oder eine autogene   Trainingsübung.

- Regelmäßige Belohnungen: Belohnen Sie sich, um das Belohnungszentrum, das ehemals bei Bedarf mit Nikotin versorgt worden ist, nicht aushungern zu lassen.

> **„Aller persönlichen Durchbrüche beginnen mit einer Änderung unserer Glaubensmuster."**
> **(Anthony Robbins, Motivator)**

Tipp: Gewohnheiten und wie Sie sie ändern

1. Entscheiden Sie sich für eine neue Gewohnheit. Geben Sie sich das Versprechen, dass Sie ab sofort eine neue Gewohnheit annehmen möchten. Zum Beispiel „Anstatt eine Zigarette in der Mittagspause zu rauchen, werde ich einen Apfel essen."

2. Natürlich bedeuten solche Veränderungen auch, dass Sie sich pro aktiv organisieren müssen: Wenn es in der Mittagspause ein Apfel sein soll, müssen Sie auch einen Apfel zur Hand haben. Bereiten Sie also alles vor, damit Sie eine neue Gewohnheit annehmen können.

3. Kennen Sie die KISS-Methode? Kiss bedeutet „Keep It Simple and Stupid" also auf Deutsch „Machen Sie es einfach und dumm". Setzen Sie sich nicht unter Druck und nehmen Sie sich nicht zu viel und zu schweres vor. Das überfordert Sie nur und Sie geben Ihre neue Gewohnheit schneller auf, als Sie sich umschauen können. Gehen Sie Schritt für Schritt vor. Jeder Schritt ist ein großer Erfolg!

4. Eine große Hilfe beim Austausch der alten Gewohnheit durch eine Neue kann ein Wandkalender

sein. Besorgen Sie sich einen Wandkalender, der auf einen Blick jeden Tag mittels eines kleinen Kästchens darstellt. Jeden Tag, wenn Sie Ihre neue Gewohnheit durchgeführt haben, machen Sie ein Kreuz in das Kästchen. Das Ziel ist es, so viele Kreuze hintereinander setzen zu können. So können Sie Ihre Motivation steigern und zugleich Ihre Erfolge sehen. So ein Kalender ist auch eine tolle Hilfe, wenn Sie Ihre Erfolge beim Nichtrauchen visualisieren wollen!

20. Die Angst vor dem Aufhören

Als ich mir vornahm, mit dem Rauchen aufzuhören, kamen mir sofort einzelne Situationen in den Kopf, die ich mir ohne den Griff zur Zigarette nicht vorstellen konnte.
Dazu gehörten die morgendliche Zigarette sowie die Zigarette bei sozialen Events wie zum Beispiel das Kaffeetrinken oder das jährliche Treffen mit meinen Freundinnen in Berlin:

Einmal im Jahr treffen wir uns zu Pfingsten, um gemeinsam Zeit zu verbringen. Wenn ich mir früher dieses Treffen vorstellte, sah ich mich und meine Freundinnen mit einer Flasche Wein und natürlich den Zigaretten im Park sitzen. Ich sah uns rauchend auf einer Party und in einem schicken Café – natürlich mit Zigarette. Es war unvorstellbar für mich, dieses Pfingstwochenende mit meinen Freundinnen ohne Zigaretten zu verbringen.

Sie sehen, wie sich die Bilder in mein Gehirn gefressen haben. Dazu tauchen die Gedanken auf, die sagten:

„Nicole, da musst du rauchen. Du kannst nicht als Nichtraucherin nach Berlin fahren. Nicole, Du kannst beim Kaffeetrinken nicht auf Deine Zigarette verzichten!"

Wie Sie wissen, habe ich es geschafft – ich bin Nichtraucherin und sehr stolz darauf. Ich bin nicht nur stolz darauf, sondern kann es mir gar nicht mehr vorstellen, eine Zigarette zu halten. Fast könnten außenstehende Personen denken, dass ich eine militante Nichtraucherin bin, die niemals in ihrem Leben geraucht hat. Sie würden aus allen Wolken fallen, wenn ich ihnen die Geschichte von dem Zigaretten-Stummel in den USA erzählen würde.

Ich habe es geschafft, weil ich meine Angst besiegt habe. Wenn Ihnen die beschriebenen Gedanken bekannt vorkommen, kann ich Sie beruhigen. Jede Person, die mit dem Rauchen aufhören möchte, kennt die innere Stimme, die einem weismachen möchte, dass man nicht aufhören kann zu rauchen.

Als ich als frische Nichtraucherin mit meinen Freundinnen in Berlin beim Frühstücken saß, brachte ich das Thema auf den Tisch. Ich erzählte meinen Freundinnen, dass ich Angst hatte, dass ich die Zigaretten vermissen würde. Doch genau das Gegenteil war eingetroffen. Ich habe gar nicht daran gedacht zu rauchen, obwohl ALLE meine Freundinnen zu diesem Zeitpunkt noch Raucherinnen waren.

Eine Freundin gratulierte mir und sie gab offen zu, dass sie weiß, dass sie aufhören müsste, weil es so ungesund ist und sie Kinder plant und nicht jünger wird. Sie erzählte, dass solche Gedanken wie „...dann bist du in Berlin und kannst nicht aufhören zu rauchen",

„...dann ist die Hochzeit von xy und da musst du doch rauchen" sie davon abhalten, mit den Zigaretten Schluss zu machen.

Für mich war das Wochenende in Berlin ein Beweis dafür, dass ich ohne Zigarette leben kann. Das hatte ich schon vorher gewusst, aber an diesem Wochenende ist es mir wirklich bewusst geworden. Die ganzen negativen Gedanken, die mit dem Thema 'Aufhören zu Rauchen' aufkamen, waren nur Spuk gewesen. Ein Spuk meines Unterbewusstseins, das jahrelang zur Zigaretten-Abhängigkeit erzogen wurde.

Die Mutter meiner Freundin bot ihr zwei Wochen Wellness-Spa-Urlaub in einem Land ihrer Wahl an, wenn sie aufhören würde zu rauchen. Meine Freundin lehnte ab. Ich fragte nach, warum sie nicht diese Möglichkeit nutzen wollte, endlich Nichtraucherin zu werden? Dazu bei so einem tollen Angebot. Sie meinte, dass zwei Wochen Wellness-Spa-Urlaub den ganzen Stress nicht entschädigen würde, den sie hätte, wenn Sie aufhören würde zu rauchen.

Sie sehen an dem Beispiel, wie die Angst, mit dem Rauchen aufzuhören, Stress im Kopf erzeugt. Bei meiner Freundin kam sofort eine so große Stresswelle auf sie zu, als nur der Gedanke aufblitzte, dass sie mit dem Rauchen aufhören solle, so dass sie das unglaublich gute Urlaubs-Angebot ihrer Mutter ausschlug.

"Angst ist nicht real.
Der einzige Ort an dem Ängste existieren können
sind unsere Gedanken über die Zukunft. Es ist ein
Produkt unserer Vorstellung, dass uns vor Dingen
fürchten lässt, die momentan nicht existieren und
vielleicht nie passieren werden. Versteht mich bitte
nicht falsch: Gefahr ist sehr real. Angst ist eine
Wahl!" (Will Smith)

Doch warum haben Sie Angst? Angst vor Veränderung
– in Ihrem Falle Angst vor der Rauchentwöhnung?
Wenn wir mal objektiv auf die Sache schauen, ist das
Rauchen aufhören die beste Sache, die Sie tun können.
Zigaretten rauchen schadet Ihnen auf sehr vielen
verschiedenen Ebenen: Es zerstört Ihre Gesundheit,
nimmt Ihnen Ihre Freiheit und Ihr Geld, raubt Ihnen
Energie, drängt Sie ins soziale Abseits, zerstört Ihr
Selbstbewusstsein, vermindert Ihre Attraktivität, usw.

Alle diese Nachteile gibt es und Sie werden mir
zustimmen müssen, dass ich Recht habe. Und trotzdem
herrscht da diese Angst vor dem Leben ohne Zigarette.
Dabei könnte es doch so schön sein, oder?

Genau an diesem Punkt bleiben viele stehen – sie
überwinden ihre Angst nicht und bleiben abhängig. Sie
gehen alle möglichen Situationen, die passieren
könnten, im Kopf durch und entscheiden dann: Nein,
dass pack ich nicht. Dabei sind diese Gedanken laut
Will Smith „Produkte unserer Vorstellung". Nicht mehr
und nicht weniger!

Doch im Endeffekt kann ich Ihnen hier einen vom Pferd

erzählen. Ihre Angst mindert es nicht. Deswegen möchte ich ein wenig erklären, woher die Angst denn kommt.

Angst vor dem Rauchstopp – warum?

Überlegen Sie mal: Sie rauchen jetzt schon 10, 20, 30 oder sogar 40 Jahre. Jeden Tag haben Sie Ihre Rauchgewohnheiten: Morgenzigarette, Zigarette in der Pause, nach dem Essen, etc. Nun kommen Sie auf den Gedanken: "Rauchen schadet mir, ich muss aufhören."

An sich ein guter Gedanke, aber Ihr Kopf gerät in Panik! Denn was das menschliche Gehirn überhaupt nicht mag sind Veränderungen. Am Liebsten soll alles via Autopilot laufen, denn das spart Energie, ist einfach und schützt. Eine Veränderung könnte Gefahr darstellen. So hat das Gehirn verhindert, dass die Menschheit sich Gefahren ausgesetzt hat, die sie hätte umbringen können.

Verstehen Sie: Ihr Gehirn arbeitet wirklich gut und will Sie schützten. Aber, und hier kommt wieder Will Smith ins Spiel: Gefahr ist real. Doch wenn Sie mit dem Rauchen aufhören, gibt es keine Gefahr. Das weiß Ihr Gehirn nur leider nicht. Jegliche Veränderung bedeutet für Ihr Gehirn: Oho, das ist unbekannt, da könnte eine Gefahr hinter stecken, die mir schadet! Also produziere ich ANGST.

Sie sollen Ihre Ängste näher kennenlernen. Was sagen die Gedanken, wenn die Überlegung aufkommt, das Sie aufhören möchten. Welche Ängste kommen hoch? Ist es die Angst, es nicht zu schaffen? Ist es die Angst, etwas vermissen zu werden, was Sie eine lange Zeit begleitet hat? Ist es die Angst, in extremen Situationen nicht mehr den Halt an der Zigarette zu haben? Ist es die Angst, auf Kaffee oder Alkohol verzichten zu müssen, weil man diese Flüssigkeiten in Verbindung mit einer Zigarette sieht?

Lassen Sie sich nicht mehr von Ihrer Angst einschüchtern. Auch Sie werden schon am ersten rauchfreien Tag denken: Wie konnte ich nur Angst vor diesem befreienden Gefühl haben? Wie konnte ich nur Angst vom rauchfreien Leben haben?

Sie werden schnell merken, dass die Vorteile des Nichtrauchens überwiegen und dass Sie sich schon vom ersten Tag an gesünder und besser fühlen werden. Sie werden es lieben!

Zusammenfassung & Aufgaben

In den letzten Kapiteln ging es vorwiegend um Fakten wie Nikotinsucht, was sie mit Ihnen anstellt, aber auch um die Angst mit dem Rauchen aufzuhören. Diese Angst hemmt viele Frauen davor, den ersten Schritt zu gehen. Doch Sie können die Angst überwinden:

Umso mehr Sie sich mit dem Thema „Rauchen aufhören" beschäftigen, desto kleiner wird die Angst. Sorgen Sie bei sich für mehr Sicherheit, indem Sie die Gewohnheiten aufdecken, die hinter den Zigaretten stecken. Überlegen Sie, welche neuen, gesunden Gewohnheiten Sie in Ihr Leben holen wollen!

Werden Sie sich Ihrer Ängste bewusst! Schreiben Sie sie ruhig auf, lassen Sie die Ängste ruhig raus. Sie werden merken, dass nach und nach die ängstlichen Gedanken an Substanz verlieren und in Ihnen mehr und mehr der große Wunsch aufkommt, mit dem Rauchen aufzuhören!

Als Frau haben Sie eine Vorbild-Funktion, in Ihrer Familie, vor Ihren Kindern und auch in der Gesellschaft. Seien Sie ein gutes Vorbild, vor allem, wenn eine Schwangerschaft ansteht oder Sie schwanger sind. Sie schaden Ihren Kindern, wenn Sie rauchen! Aber: Sie schaden auch sich selbst, Ihrer Gesundheit, Ihrer Freiheit, Ihrem Geldbeutel und Ihrem Selbstbewusstsein! Sie sind es Wert, ein gesundes, rauchfreies Leben zu führen!

Es gehört genauso viel Energie dazu, ein „beschissenes" Leben zu führen als ein Gutes" (Eugen Simon, Coach)

Die Energie, die Sie jeden Tag investieren, zu rauchen, und bei jeder Zigarette mit einem schlechten Gewissen zu leben, sollten Sie dafür investieren, ein gesundes, positives, aktives Leben zu führen. Also, entscheiden Sie sich für ein gesundes Leben!

In den nächsten Kapiteln will ich Ihnen Handwerkszeug, Methoden, Anleitungen geben, mit denen Sie die erste Zeit ohne Zigarette problemlos überstehen und so den Weg in Ihr Nichtraucherin-Dasein ebnen. Nun bitte ich Sie, die nächsten Kapitel aufmerksam zu lesen und vor allem! die Aufgaben durchzuführen, die ich Ihnen stelle. So wächst die Garantie, dass Sie bald eine stolze, glückliche und gesunde Nichtraucherin sein werden.

Teil II: Handwerkszeug und Tipps

21. Handwerkzeug: Das Warum

Wenn Sie über Ihre Ängste nachdenken, müssen Sie zugleich auch über Ihre Motivation, Ihre Gründe, Ihr Warum nachdenken, warum Sie mit dem Rauchen aufhören wollen. Wenn Sie sich dem Warum klar werden, wird die Angst automatisch zur Seite gedrängt.

Die Gründe, warum Sie mit dem Rauchen aufhören möchten, sind sehr wichtig und sie sind in der Regel sehr tiefgründig. Sie spielen eine große Rolle, wenn Sie aufhören möchten und sie sind auch für Ihr Durchhaltevermögen von großer Bedeutung. Ihre Gründe werden wir hier zusammen herausfinden.

Ihr Warum, Ihre Motivation, Ihre persönlichen Gründe haben sehr viel mit Ihren Gefühlen zu tun. Fühlen Sie sich ungesund? Fühlen Sie sich ständig schlapp und müde? Fühlen Sie sich schlecht, wenn Sie eine Zigarette geraucht haben? Fühlen Sie sich ausgeschlossen, wenn Sie heimlich in der Mittagspause um die Ecke gehen, um zu rauchen? Fühlen Sie sich unattraktiv? Fühlen Sie sich als schlechtes Vorbild Ihrer Familie gegenüber? Fühlen Sie sich arm, weil Sie in der Woche viel Geld für Zigaretten ausgeben?

Überlegen Sie gut, wie Sie sich fühlen und schreiben Sie diese Gefühle auf. Sehr schnell werden Sie eine Liste zusammen haben mit Situationen, in denen Sie sich nicht wohl gefühlt haben, als Sie zur Zigarette griffen. Diese Liste ist die Grundlage für Ihre Motivationsliste.

Ich gebe Ihnen dafür ein Beispiel. Stellen Sie sich vor, Sie haben an einem Tag viel geraucht und schauen am nächsten Morgen in den Spiegel. Sie schauen sich an und fühlen sich alt. Ihre Gesichtshaut sieht fade und faltig aus. Sie fühlen sich alt, ungesund und unattraktiv.

Wenn Sie sich in dem Moment sagen, dass Sie aufhören zu rauchen, ist die Motivation, Ihr Warum: „Ich höre auf zu rauchen, weil ich gesund, jung und attraktiv aussehen will."

Hier noch ein anderes Beispiel. Sie sind in einem wichtigen Termin und nach einer Zeit haben Sie einen starken Drang nach einer Zigarette. Das Gefühl ist so stark, dass Sie nicht mehr richtig konzentrieren können und nur darauf warten, dass der Termin endlich vorbei ist, um zu rauchen. Sie sind gestresst.

Ihr Warum lautet: „Ich höre auf zu rauchen, weil ich mich besser auf wesentliche Dinge konzentrieren will. Ich möchte nicht mehr, dass Zigaretten mein Leben bestimmen."

Sie sollten sich ein wenig Zeit nehmen, um solche Gefühls-Situationen zu erkennen und zu dokumentieren. Nach einigen Tagen werden Sie schon einige gute Gründe gefunden haben, die Ihr Warum, Ihre Motivation darstellen, mit dem Rauchen aufzuhören.

Diese Liste ist wichtig und es ist sehr wichtig, dass Sie sie anfertigen. Ihre Warums werden Ihnen in Situationen helfen, in denen Sie als Nichtraucherin auf die Idee kommen könnten, rückfällig zu werden und eine Zigarette zu rauchen. Am Ende dieses Kapitels finden Sie eine Vorlage, die Sie für die Suche Ihrer Warums benutzen können.

Außerdem wird Sie die Liste in eine starke Euphorie setzen, die wichtig ist, um den letzten Schritt zu gehen: Den Tag zu wählen, an dem Sie endlich Nichtraucherin werden.

Gerne können Sie die Liste immer bei sich haben, um in 'gefährlichen' Situationen einen Blick darauf zu werfen. Allerdings werden Sie Ihre Warums nach der Anfertigung der Liste immer im Kopf parat haben, so dass das Papierstück Ihnen eine zusätzliche Sicherheit geben kann.

Ihre Warums helfen Ihnen nicht nur bei dem Prozess, eine Nichtraucherin zu werden, sondern vor allem zu bleiben. Irgendwann lautet Ihr Satz dann nicht mehr: „Ich höre auf zu rauchen, weil..." sondern „Ich bin Nichtraucherin, weil...".

Mein großes Warum lautet: „Ich bin Nichtraucherin, weil ich jung und attraktiv aussehen will".

Dieses Warum spornt mich nicht nur jeden Tag an, nicht rückfällig zu werden und zu einer Zigarette zu greifen sondern auch Sport zu treiben, mich gesund zu ernähren und auf meine Körperpflege zu achten.

Ihre Warums

Ich höre auf zu rauchen, weil

_____

_____

_____

Ich höre auf zu rauchen, weil

_____

_____

_____

Ich höre auf zu rauchen, weil

_____

_____

_____

Ich höre auf zu rauchen, weil

_____

_____

_____

Ich höre auf zu rauchen, weil

_____

_____

_____

"Es geht nicht darum, wie hoch Du springen kannst sondern wie hoch Du glaubst, dass Du springen kannst."
(Julia Engelmann, Schauspielerin und Dichterin)

Tipp: Rauchen ist Zeit verpuffen

Ein weiteres Warum mit dem Rauchen aufzuhören war: „Ich bin Nichtraucherin, weil ich meine Zeit sinnvoll verbringen möchte".

Haben Sie mal überlegt, wie viel Zeit Sie in der Vergangenheit schon 'verraucht' haben? Durchschnittlich dauert das Rauchen einer Zigarette zwischen 3 und 5 Minuten. Zählen Sie mal die Zeit zusammen, die Sie am Tag mit Rauchen verbringen. Sie werden überrascht sein, wie viel da zusammen kommt.

Was könnten Sie alles mit dieser Zeit tun? Einen Sportkurs besuchen, ein gutes Buch lesen, einem neuen Hobby nachgehen, was gutes kochen, etc., etc., etc.

Sie verpuffen Zeit, Geld und Energie beim Rauchen!

22. Handwerkzeug: Mit sich eine Verpflichtung eingehen

Ich kenne ein Paar, das zusammen aufhörte zu rauchen. Auch sie befragte ich zu ihren Erfahrungen, endlich Nichtraucher zu sein. Beide sagten mir: „Einmal Raucher, immer Raucher".
Das Paar kam dieser Überzeugung nach, in dem sie in gemeinsamen Urlauben eine Packung Zigaretten kauften, um diese während des Urlaubes gemeinsam zu rauchen. Nach dem Urlaub waren sie wieder rauchfrei.

Dieses Phänomen finde ich interessant. Anscheinend spielen Zigaretten im Leben des rauchfreien Paares eine größere Rolle, als die beiden denken. Wer Nichtraucher ist, der denkt nicht mehr über Zigaretten nach. Irgendwann vergisst man, dass es Zigaretten gibt. Natürlich sieht man andere Menschen, die rauchen, aber das Gefühl vergeht, dass man selber einen Zug ab haben möchte.

Das Pärchen hatte allerdings aus dem Rauchen eine Art Ritual gemacht: Zigaretten gibt es immer nur im Urlaub. Genauso wie es Lammbraten nur an Ostern oder Geschenke an Weihnachten gibt.

Für das Pärchen ist es einfacher, die Mehrzahl der Tage im Jahr ohne Zigaretten auszukommen, wenn sie wissen, dass sie etwa 5 Wochen im Jahr rauchen dürfen.

Anstrengend dabei ist der Entzug, der auf jeden Fall stattfindet, wenn der Urlaub vorbei ist. Dabei ist der Nikotin-Entzug nicht das Problem. Vielmehr werden bei dem Pärchen die unterbewusst gespeicherten Glaubenssätze der Tabak-Industrie wieder hervorgeholt. Nach ihrem Urlaub werden Sie einen Entzug durchgehen, so wie es ein Raucher tut, der nach 10 Jahren Raucher-Dasein mit dem Rauchen aufhört.

Im Endeffekt lebt das Pärchen nicht rauchfrei. Es hat nur einen Weg gefunden, die Zigarette für die Mehrzahl der Wochen aus dem Alltag zu verbannen. Und wenn der Urlaub zu Ende geht, dann freut sich das Pärchen schon direkt auf den nächsten Urlaub, wo das Rauchen wieder erlaubt ist. Von einer wahren Rauch-Freiheit ist bei dem Beispiel nicht die Rede.

Wenn Sie jetzt denken, dass diese Art des Rauchens doch besser ist als der tägliche Griff zur Zigarette, brauchen Sie gar nicht erst weiterzulesen. Sie sind Raucherin, egal ob Sie zwei oder zwanzig Zigaretten am Tag rauchen.

Wer sich vornimmt, mit dem Rauchen aufzuhören und sich dabei nicht sagt, dass es für immer sein wird, der geht ein halbes Versprechen ein. Wer die Entscheidung trifft, Nichtraucherin zu werden, der muss auch die Verpflichtung eingehen, nie wieder zu rauchen. Sonst ist das Projekt „Ich werde/bin Nichtraucherin" zum Scheitern verurteilt!

Entscheiden Sie sich und gehen Sie mit sich selbst eine Verpflichtung ein: „Ich werde Nichtraucherin!"

Ich habe einen Verpflichtungs-Vertrag für Sie vorbereitet. Gehen Sie auf www. Und laden sich den Vertrag als Dokument zum Ausdrucken runter!

Des Weiteren empfehle ich Ihnen, sich auf ein Kärtchen den Satz „Ab dem Ihr Aufhör-Datum bin ich erfolgreiche und gesunde Nichtraucherin" zu schreiben und an einen Ort zu hängen, wo Sie die Karte jeden Tag sehen! Diese Affirmation motiviert Sie!

Das neue Leben als Nichtraucherin

Es ist wichtig, dass Sie sich vorstellen können, wie Ihr Leben als Nichtraucherin aussieht. Erst, wenn Sie in Ihrem Kopf die Bilder sehen und sich Situationen ohne Zigarette vorstellen können, können Sie auch erfolgreich mit dem Rauchen aufhören. Deswegen empfehle ich jeder Frau mit der Kraft der Visualisierung zu arbeiten.

Aufgabe: Bei der Visualisierung suchen Sie sich einen Ort, wo Sie sich ein paar Minuten entspannen können. Sie können die Übung beispielsweise vor dem Schlafen gehen machen oder auch im Büro. Sie benötigen Ruhe und müssen die Augen schließen. Dann stellen Sie sich Ihren Tagesablauf vor, wie er normalerweise ist. Allerdings lassen Sie die Rauch-Gewohnheiten und -Situationen weg. Zudem stellen Sie sich vor, welche neuen Gewohnheiten Sie haben werden! Wie werden Sie sich ernähren, werden Sie Sport machen? Wie sehen Sie in der neuen Bluse aus, die Sie sich vom Geld gekauft haben, was Sie sonst für Zigaretten ausgegeben hätten.

Sie können die Bilder, die Sie bei der Visualisierung sehen, auch aufschreiben, um das Ergebnis der Visualisierung zu festigen:

23. Blick in die Zukunft

Die folgende Übung ist sehr effektiv und motiviert stark. Ich rate Ihnen, Ihre Gedanken unbedingt aufzuschreiben, um die Übung zu effektiv wie möglich zu gestalten!

Aufgabe: Ich möchte, dass Sie sich vorstellen und dann aufschreiben, wie Ihr Leben in 5 Jahren aussieht, wenn Sie jetzt mit dem Rauchen aufhören.

Nun möchte ich, dass Sie sich überlegen und dann aufschreiben, wie Ihr Leben in 5 Jahren aussieht, wenn

Sie jetzt nicht mit dem Rauchen aufhören:

Und jetzt überlegen Sie sich und schreiben Sie es dann auf, was es Sie kosten wird, wenn Sie nicht mit dem Rauchen aufhören. Damit meine ich nicht das Geld sondern die gesundheitlichen, gesellschaftlichen und persönlichen Kosten (z.b. Das tägliche schlechte Gewissen, dass Sie rauchen). Zudem schreiben Sie auf, was Sie bereit sind zu tun, um mit dem Rauchen aufzuhören!

"Entweder machen wir uns das Leben schwer und legen uns einen Haufen Steine in den Weg – oder wir leben bewusst und räumen die Steine zu unserem Ziel aus dem Weg. Der Arbeitsaufwand ist der gleiche."
(Carlos Casteneda, Autor)

24. Der richtige Zeitpunkt

Der richtige Zeitpunkt spielt für viele Menschen eine große Rolle, wenn Sie mit dem Rauchen aufhören wollen. Meistens wählen zukünftige RaucherInnen einen bestimmten Tag aus, den sie rauchfrei beginnen wollen. Das macht Sinn, denn jeden Morgen beginnt man mit seinen Gewohnheiten: Aufstehen, Kaffee machen, Duschen gehen, Frühstücken, Rauchen, Anziehen, Fertig machen, die Kinder zum Kindergarten bringen, zur Arbeit fahren, etc.

Wenn Sie schon am Morgen mit Ihren Gewohnheiten

brechen, ist es leichter, die neue Lebensweise auch am Tag durchzuhalten.
Zudem führen viele Menschen am Abend vor dem 1. rauchfreien Tag ein Ritual durch, in dem sie sich zurückziehen und in Ruhe und mit Anmut ihre letzte Zigarette rauchen.

Ich rate Ihnen, setzen Sie sich einen festen Termin mit Datum fest wie zum Beispiel: „Der 23. Mai 2012 ist mein erster rauchfreier Tag". Allerdings sollten Sie den 1. rauchfreien Tag nicht zu weit in die Zukunft legen. Bei diesen Worten kommt eventuell wieder Panik bei Ihnen auf. Ich bitte Sie, bleiben Sie ruhig, haben Sie keine Angst. Sie wissen, woher die Angst kommt. Falls Sie sich noch zu unsicher fühlen, überlegen Sie mal ganz rational: Spielt es eine Rolle, ob Sie jetzt aufhören oder in zwei Wochen? Wenn Sie aufhören wollen, dann können Sie auch sofort mit dem Rauchen aufhören. Nur die Angst und der Nikotinteufel reden Ihnen ein, dass Sie noch warten müssen. Das ist Quatsch!

Meiner Meinung nach ist die letzte Ritual-Zigarette zu übertrieben. In diesem Moment, in dem Sie wissen, dass Sie Ihre letzte Zigarette rauchen und sich bewusst an einen Ort zurückziehen, um das zu tun, geben Sie der Zigarette zu viel Macht.

Ein Ritual um etwas zu bauen, was Ihnen Gesundheit und Energie nimmt, Sie krank und unabhängig macht, ist der falsche Weg. Rauchen Sie einfach wie gewohnt Ihre letzte Zigarette für den Tag.

Aber: Schauen Sie in Vorfreude auf den nächsten Tag, an dem Sie ein neues, rauchfreies Leben beginnen werden.

Tipp: Meditation vor dem großen Tag

Kurz vor dem Einschlafen sollten Sie sich noch einmal auf den 1. rauchfreien Tag besinnen. Stellen Sie sich einfach vor, wie glücklich Sie aufstehen werden, wie gesund Sie sich am Ende des Tages fühlen werden, wenn Sie den ganzen Tag nicht geraucht haben.

Diese Vorstellung weckt Ihre Motivation und vermeidet, dass Sie am nächsten Morgen aufstehen und wieder in den alten Trott verfallen. Gerne können Sie diese Übung jeden Tag wiederholen, auch Abends! Sie können auch eine kleine Erinnerung an Ihren Badezimmerspiegel befestigen oder auf Ihren Nachttisch legen, damit Sie am Morgen mit großer Motivation in den Tag starten!

Sie können auch meine Meditation aus meinem Shop nutzen: Befreien Sie sich mit der Meditation von der Nikotinsucht.

**"Wir alle haben zwei Leben. Das Zweite beginnt, wenn wir realisieren, dass wir nur Eins haben."
(Tom" William Hiddleston, Schauspieler)**

25. Nikotinpflaster, Champix und Co. – Nikotinersatz im Überblick

Rauchen aufhören mit Nikotinpflaster, Kaugummi, Spray oder anderen Hilfsmittel kann eine Möglichkeit darstellen, den Entzug zu meistern.

Allerdings sollten Sie sich bewusst machen, dass der Rauchstopp mit der Entwicklung der eigenen Persönlichkeit einhergeht. Eine Frau, die mehrere Jahre geraucht hat, hat die Zigarette so stark in ihr Leben integriert, dass es wichtig ist, ein Leben ohne Zigarette aufzubauen. Dazu gehört es, neue Gewohnheiten zu schaffen, eine neue Beziehung zum eigenen Körper zu entwickeln, Ernährung umzustellen und neue Anti-Stress-Techniken auszuprobieren.

Rauchen aufhören ist ein ganzheitlicher Prozess und ein bloßes Nikotinersatz-Produkt kann da nur unterstützen. Das belegen auch Studien. Raucher, die nur mit Hilfe von Nikotinersatz-Produkten aufhören, werden schneller rückfällig als wenn sie zusätzlich die Sucht mit einer Verhaltenstherapie bekämpfen.

Nikotinersatz-Produkte können helfen, den Rauchentzug erfolgreich zu meistern. In Situationen, in denen man dem Drang nach einer Zigarette einfach nicht wiederstehen kann, kann man sie einsetzen. Die Zigarette bleibt aus und der gewohnte Habitus (Zigarette zum Mund führen) wird nicht durchgeführt. Die Entzugserscheinungen werden gelindert und die frische Nichtraucherin kommt einfacher durch die ersten Wochen ohne Zigarette.

Das Nikotin in den Ersatzprodukten macht im Gegensatz zum Zigarettenrauch nicht abhängig, weil es nicht so schnell ins Gehirn gelangt. Deswegen sind Nikotinersatz-Produkte unbedenklich. Dennoch sollten sie nicht langfristig als Ersatz für die Zigarette genutzt werden!

Welche Nikotinersatzprodukte gibt es?

Nikotinkaugummi

Mein Favorit unter dem Nikotinersatz ist der Kaugummi. Ich rate vielen Frauen zu diesem Produkt, die beim Rauchen aufhören in absolute Panik-Situationen kommen und deshalb rückfällig werden. Der Grund für meinen Rat ist, dass der Kaugummi nur dann eingesetzt werden kann, wenn es wirklich akut ist und man kurz davor ist, wieder zur Zigarette zu greifen. In solchen Situationen hilft er, die Entzugserscheinungen zu mildern, denn durch das Kauen gerät Nikotin über die Mundschleimhaut in den Körper.

Ansonsten lebt man das gesunde Leben ohne Zigarette. Nach meinen Erfahrungen her hören die meisten Frauen bei etwa 3 Monaten auf, den Nikotinkaugummi zu benötigen – die Raucherentwöhnung ist dann für sie abgeschlossen und die Frauen glückliche Nichtraucherinnen. Ich würde jedoch nicht anfangen, den Kaugummi als totalen Ersatz für die Zigarette zu nutzen, also alle Stunde einen Kaugummi zu kauen. Ich sehe den Nikotinkaugummi als Notfall-Mittel, das in schwierigen Situationen beim Durchhalten hilft.

Nikotinspray

Neben den Kaugummis gibt es auch das Nikotinspray. Genauso wie beim Kaugummi kann es in akuten Situationen der Rauchentwöhnung genutzt werden. Sobald die Schmacht nicht erträglich ist, greift man zum Spray und übersteht den Schmacht-Moment. Das Spray gibt das Nikotin als Dampfform über die

Mundschleimhaut an den Körper weiter. Für frische Nichtraucher ersetzt das Spray den Habitus „Etwas zum Mund führen".

Nikotinpflaster

Das Nikotinpflaster wird auf die Haut geklebt, zum Beispiel auf die Schulter. Es gibt etwa jede Stunde Nikotin über die Haut ab. Ein Pflaster hält entweder 16 oder 24 Stunden, abhängig vom Hersteller und dem Produkt. Raucherinnen, die mehr als 20 Zigaretten pro Tag geraucht haben, greifen zur 24-Version. Nach etwa drei bis vier Wochen kann eine niedrigere Dosierung von Nikotin gewählt werden. Das Nikotinpflaster kann für langjährige Raucherinnen eine Hilfe sein kann, den Habitus „Zigarette zum Mund führen" abzulegen, um neue Gewohnheiten zu schaffen. Allerdings sollte man darauf achten, dass das Nikotinpflaster nicht zur „Regel" wird und die Zigarette langfristig ablöst.

Champix und Zyban

Es gibt zwei Pillen für die Rauchentwöhnung auf dem Markt, die verschreibungspflichtig sind: Champix und Zyban. Bei beiden Pillen handelt es sich um Psychopharmaka. Bei Champix setzt sich der Stoff Vareniclin an die Rezeptoren im Gehirn, wo sich sonst das Nikotin angedockt hat. Somit entstehen kaum Entzugserscheinungen.

Zyban ist ein Mittel, was mit dem Stoff Bupropion arbeitet. Dieses wird gegen Depressionen eingesetzt. Es verringert die Entzugserscheinungen und verhindert, dass Ex-Raucherinnen in ein Tief fallen. Bei beiden Mittel kann es zu Nebenwirkungen wie Schlafstörungen, Kopfschmerzen, Unruhe oder Übelkeit kommen. Beide Produkte sind verschreibungspflichtig.

E-Zigarette

Bei der E-Zigarette handelt es sich um ein Gerät, was wie eine Zigarette an den Mund geführt wird. Der Raucher zieht an ihr und inhaliert. Es gibt unterschiedliche Varianten an Liquids, die in die E-Zigarette gefüllt werden. Dabei gibt es die Liquids mit Nikotin in unterschiedlichen Konzentrationen sowie ohne Nikotin. Viele Tabak-Raucher gehen auf eine E-Zigarette mit viel Nikotin über und verringern dann die Konzentration bis sie Liquids nutzen, die ohne Nikotin auskommen. Somit kommen sie vom Nikotin runter. Aber sie bleiben vom Habitus her Raucher. Damit ist gemeint, dass sie in Situationen zwar nicht mehr zur Tabakzigarette greifen, dafür zur E-Zigarette. Es bleibt die Abhängigkeit an einer Geste, einer Beruhigung durch einen Glimmstängel (in diesem Falle elektrisch) erhalten.

Kudzu

Die Kudzu Pflanze findet man in Indien, China und auch in Japan. In Japan gehört die Pflanze schon seit über 1.300 Jahren in das Repertoire der traditionellen Medizin. Bei der Kudzu Pflanze handelt es sich um eine Kletterpflanze. Sie ist sogar die schnellst wachsende Kletterpflanze auf der Welt und schaffst es, bis zu 30cm am Tag zu wachsen. Auch die Wissenschaft hat Kudzu entdeckt und festgestellt, dass sie wichtige und gesunde Wirkstoffe für die menschliche Gesundheit besitzt.

Die Palette an wertvollen Inhaltsstoffen von Kudzu ist

groß. Sie enthält Mineralien, Vitamin A und C, Anthocyandidine, die vor Zellalterung schützen, sowie unterschiedliche Aminosäuren. Des Weiteren findet man in der Kletterpflanze Serotonin und Gaba. Außerdem beinhaltet die Kletterpflanze viele Isoflavone wie Genistein, Daidzein und Puerarin, die bei der Krebsprävention einsetzbar sind. Konkret helfen die Wirkstoffe von Kudzu bei folgenden Problemen:

1. bei Niedergeschlagenheit und mentalen Schwierigkeiten
2. bei Migräne und Kopfschmerzen
3. bei Schlafproblemen
4. bei Beschwerden während der Menopause
5. bei Entzündungen
6. unterstützenden bei der Krebsprävention wie Leukämie
7. unterstützt den Zellstoffwechsel
8. hat eine sehr starke antioxidative Wirkung

Kudzu wird schon lange bei der Raucherentwöhnung eingesetzt, beispielsweise bei wissenschaftlichen Studien der Harvard-Universität. Kudzu ist beim Nikotinentzug eine natürliche Hilfe, denn es mildert das Verlangen nach einer Zigarette, in dem seine Isoflavonoide die Rezeptoren im Gehirn besetzen, die früher von dem Nikotin belegt wurden. So „schreien" diese nicht so stark nach dem Suchtstoff und das Verlangen nach einer Zigarette bleibt aus. Bei den Studien kam es zu keinen negativen Nebenwirkungen. Des Weiteren beruhigen die Inhaltsstoffe von Kudzu den Körper und sorgen dafür, dass man sich ausgeglichener und ruhiger in den ersten Wochen ohne Zigarette fühlt. Ein weiterer Vorteil der Pflanze ist, dass sie den Gehirnstoffwechsel anregt und man einen klaren Kopf behält. Das ist vor allem hilfreich, um in einer Rückfall-Situation klar denken zu können und sich gegen die Zigarette zu entscheiden. Die wertvolle Pflanze, die beim Rauchentwöhnunsprozess hilft, finden Sie hier: http://amzn.to/2ByHWFu

Achtung: Die Verbraucherzentrale weißt darauf hin, dass Frauen, die an einem östrogenabhängigen Brust-oder Gebärmutterkrebs leiden sind oder daran erkrankt waren, sollten unbedingt mit ihrem Arzt sprechen, ob Kudzu für sie in Frage kommt!

26. Ein paar letzte Dinge

Wahrscheinlich werden Sie sich jetzt fragen, wie Sie Ihr neues Leben ohne Zigarette beginnen sollen.
Erst mal müssen Sie die Aufgaben erledigt haben, die ich Ihnen aufgetragen habe:

- Haben Sie über Ihre Bilder/Vorstellungen nachgedacht, die Sie mit dem Rauchen verbinden?

- Haben Sie Ihre Ängste herausgefunden, die Sie davon abhalten, mit dem Rauchen aufzuhören?

- Haben Sie die Emotionen und Situationen analysiert, in denen Sie zur Zigarette greifen?

- Haben Sie Ihre Warums zusammen gestellt?

- Haben Sie Ihr Leben als Nichtraucherin regelmäßig visualisiert?

- Sind Sie mit sich selbst die Verpflichtung eingegangen, jetzt endlich mit dem Rauchen aufzuhören?

- Haben Sie sich einen Tag in naher Zukunft ausgewählt, an dem Sie Ihr Nichtraucherin-Dasein beginnen wollen?

- Sie sind jetzt vorbereitet, Ihren Weg ohne Zigaretten zu gehen und ein neues, aktives, gesundes und wundervolles Leben zu beginnen.

Neben Ihren Warums werden Sie jeden Tag eine neue Motivation spüren, die Sie dabei unterstützt, nicht wieder zur Zigarette zu greifen: Ihr Körper wird sich jeden Tag bei Ihnen bedanken, dass Sie nicht geraucht haben. Sie werden besser schmecken, besser riechen, Ihre Haut wird strahlen und Sie werden keine kalten Füße oder Hände mehr haben. Sie werden merken, wie Sie weniger Puste brauchen, um die Treppen hochzusteigen und wie Sie schon morgens vor Energie sprühen.

Diese Merkmale werden Ihnen helfen, durchzuhalten. Sie werden Ihr neues Leben lieben, denn Sie haben eine Energie, die Sie schon lange vergessen hatten. Sie sind Nichtraucherin und Ihre neue Energie wird Ihnen helfen, mehr Sport zu treiben, gesund zu essen und neuen Hobbys nachzugehen.

Werden Sie sich bewusst, dass Sie aufhören DÜRFEN! Sie haben in diesem Buch viel über Zigaretten und ihre negativen Folgen für Ihren Körper und Ihre Seele gelernt. Jetzt ist der Zeitpunkt, wo Sie damit Schluss machen können!

Nutzen Sie Ihre frische Energie und Ihre Motivation! Begeben Sie sich in Ihr neues Leben. Seien Sie aktiv, treffen Sie Freunde und Bekannte, gehen Sie aus –

haben Sie bitte keine Angst, dass Sie eine Zigarette möchten, wenn Sie sich in Situationen begeben, in denen Sie früher geraucht haben. Das wird nicht passieren, denn Sie sind jetzt Nichtraucherin und das wird Sie mit neuem Selbstbewusstsein ausstatten. Sie werden die anderen RaucherInnen sehen und sich selber sagen, dass Sie so froh sind, nicht mehr an der Zigarette zu hängen.

Sie werden jeden Morgen spüren, dass Sie am Tag davor NICHT geraucht haben. Dieses Gefühl gibt Ihnen jeden Morgen neuen Mut und eine unglaubliche Kraft. Genießen Sie diesen Moment und freuen Sie sich, dass Sie es geschafft haben!

Während dieses Prozesses werden Sie viele positive Erfahrungen machen. Sie werden eine Freiheit spüren, die Sie schon lange vergessen hatten. Sie werden sich gesund und fit fühlen, Sie werden sich selbstbewusst und stolz fühlen! Aber es wird auch Momente geben, in denen Sie überlegen werden, wieder zur Zigarette zu greifen. Doch denken Sie eine Sekunde weiter: Sie haben die wichtigen Tipps und das Handwerkzeug, um diese Momente mühelos zu umgehen. Starten Sie nun Ihr rauchfreies Leben. Auf den nächsten Seiten finden Sie eine Begleitung für die ersten Tage, Wochen und Monate sowie ein paar hilfreiche Tipps und was Sie gegen Entzugserscheinungen tun können.

Wenn Sie noch weitere Begleitung und Unterstützung benötigen, kann ich Ihnen meine Online-Video Nichtraucherkurse empfehlen. Diese können Sie ganz einfach von zu Hause jederzeit nutzen. Alle Infos dazu in meinem Shop.

Ich wünsche Ihnen viel Erfolg und Spaß als

Nichtraucherin!

"Eine gute Strategie führt zu einem erfolgreichen Rauchstopp."
(Nicole Gabor, Rauchentwöhnungs-Trainerin)

Dritter Teil: Unterstützung für die erste Zeit als Nichtraucherin

27. Der 1. rauchfreie Tag

Ihr erster rauchfreier Tag ebnet den Weg zum wahren Nichtraucherin-Dasein. An diesem Tag entscheidet sich sehr viel: Werden Sie Ihre alten Gewohnheiten abwerfen können, um sie mit neuen, gesunden Gewohnheiten zu ersetzen?
Der erste Tag wird nicht schwierig sein. Sie werden morgens aufwachen und sich darüber freuen, endlich den Weg in die richtige Richtung gegangen zu sein: Sie sind Nichtraucherin! Herzlichen Glückwunsch.

Am Ende des Tages werden Sie sich wundern, wie einfach es doch war, auf die Zigarette zu verzichten. Sie sind stolz, selbstbewusst und sollten feiern! Sie haben die Angst überwunden, die Sie die letzten Jahre daran gehindert hat, mit dem Rauchen aufzuhören! Und wenn Sie ehrlich sind: Es hat sogar ein wenig Spaß gemacht.

Doch um auch langfristig Nichtraucherin zu bleiben,

müssen Sie heute einige wichtige Entscheidungen für sich treffen:

Ihre Motivation ist groß. Sie wird Ihnen helfen, die erste Zeit ohne Zigarette zu überstehen. Ab und zu werden Sie genau diese Motivation, das gute Gefühl, endlich Nichtraucherin zu sein, wirklich benötigen: Es sind meistens nur zehn, zwanzig Sekunden, die sich im Kopf abspielen. Es kommt der Drang auf, dass man eine Zigarette braucht. Das nennt man auch Entzugserscheinung oder Schmacht. Es ist eine Art Hieper, eine Art Panikgefühl, das sich vom Kopf in den ganzen Körper ausbreitet. Sie werden die Worte hören: „Du brauchst eine Zigarette!" Das Verlangen wird Ihren ganzen Körper einnehmen. Der Prozess dauert nur einige Sekunden. Danach ist er vorbei, vorausgesetzt, Sie beachten ihn nicht.

Beim ersten Mal wird es ungewohnt für Sie sein, wenn sich dieser Drang in Ihrem Körper ausbreitet. Dann müssen Sie Ihre Warums aus der Kiste holen. Erinnern Sie sich unbedingt daran, warum Sie aufgehört haben zu rauchen! Ihre Warums sind Ihre Totschlag-Argumente gegen den Drang. Wenn Sie sie einige Male aus der Kiste herausgeholt haben, werden Sie nach einer Weile dieses unangenehme Gefühl gar nicht mehr mitbekommen. Es wird für einen Bruchteil einer Sekunde in Ihrem Kopf auftauchen, doch sofort haben Sie Ihr Totschlag-Argument parat, das den Gedanken verscheucht.

Alternativ können Sie sich auch ablenken: Denken Sie an den letzten Urlaub, was Sie noch für das Abendessen besorgen müssen oder welche Bluse Sie auf der nächsten Party anziehen werden.

Dieser Drang nach einer Zigarette wird immer wieder kommen. In der Anfangszeit Ihres Nichtraucherin-Daseins öfter. Später immer mal wieder. Vor allem in den Situationen und während Emotionen, in denen Sie früher geraucht haben, werden Sie auch ein paar Monate nach ihrem 1. rauchfreien Tag den Drang spüren.

Ich saß mit einer Freundin, die mich besuchen kam, in einer Kneipe. Wir hatten schon einige Drinks hinter uns, da fragte Sie mich, ob wir nicht nur EINE Zigarette rauchen sollten. Sie war seit sechs Monaten Nichtraucherin. Ich war einen Monat ohne Zigaretten ausgekommen. Ich sagte natürlich Nein und das Thema war vom Tisch. Fünf Sekunden später unterhielten wir uns wieder angeregt und meine Freundin hatte vollkommen vergessen, dass sie rauchen wollte. Wir hatten durchgehalten.

Auch Sie werden durchhalten. Sie haben Ihre Totschlag-Argumente parat. Sie werden die Situation kennen, wenn das Gefühl nach einer Zigarette aufsteigt. Sie müssen sich nur bewusst machen, dass dieser Drang Ihnen nichts anhaben kann.

Wenn Sie dem Drang nachgeben und nur EINE Zigarette rauchen, ist die Wahrscheinlichkeit eines Rückfalls in die Zigaretten-Sucht sehr hoch. Ihre ganzen Bemühen wären umsonst gewesen! Deswegen: Ihre Warums sind Ihre Waffe gegen den Drang. Nutzen Sie sie!

28. Neue Gewohnheiten finden

Der 1. Tag ist wichtig in Ihrer Karriere als Nichtraucherin. An diesem Tag ändern Sie Ihre Gewohnheiten, die Sie sich in den Jahren Ihres Raucher-Daseins angeeignet haben. Das wird vielleicht die Zigarette und der Kaffee am Morgen oder auch die Abneigung gegen Sport sein.

An Ihrem ersten rauchfreien Tag haben Sie Ihr Leben neu in der Hand! Also überlegen Sie sich gut, was Sie ändern möchten.

Auf jeden Fall sollte auf der Tagesordnung der Punkt Sport/Bewegung vorkommen. Bewegung schadet nicht und Bewegung ist der Schlüssel für ein gesundes Leben. Viele Krankheiten, darunter auch Rückenprobleme, können mit Sport/Bewegung beseitigt werden.

Wenn Sie eher der sportliche Typ sind, überlegen Sie, was für Sie in Frage kommt: Joggen gehen, eine Anmeldung im Fitness-Studio oder ein neuer Zumba-Kurs.
Unsportliche Personen können auch mit einem kleinen Spaziergang anfangen. Der muss nicht eine Stunde lang dauern - 15 Minuten reichen!
Es geht hier einfach darum, dass Sie sich bewegen. Es hat viele Vorteile, wenn Sie am 1. Tag als Nichtraucherin mit Sport anfangen, bzw. ihn stärker betreiben:

Ihr Stoffwechsel wird angeregt. Das hilft Ihnen in der ersten Zeit als Nichtraucherin nicht zuzunehmen. Ihr Stoffwechsel war in der Vergangenheit von der Zigarette bestimmt. Jetzt müssen andere Mittel gefunden werden, wie man ihn anregt. Sport ist da die beste Methode.

Ihre Motivation wächst. Sie werden schon an den ersten Tagen merken, wie sehr sich Ihre Kondition verbessert. Sollten Sie nach zehn Treppenstufen aus der Puste gewesen sein, werden diese in den laufenden Tagen und Wochen zum Kinderspiel. Das motiviert, denn Sie merken, dass es Ihnen gut tut, die Finger von den Zigaretten zu lassen.
Ihr Körper reinigt sich schneller. Beim Sport regen wir unseren Stoffwechsel an und fangen an zu schwitzen. Dadurch hat der Körper die Möglichkeit, die vielen giftigen Stoffe, die sich über die Zeit in Ihren Zellen abgelegt haben, über die Poren nach draußen zu schaffen.

Sportliche Betätigung ist ein neuer Zeitvertreib. Die Zeit, die Sie täglich verloren haben, in dem Sie Ihre Energie in die Luft gepustet haben, muss jetzt neu gefüllt werden. Ein wenig Zeit sollte dabei für Bewegung und Sport eingeplant werden.

Nikotin wirkt sich auf das Belohnungszentrum im Gehirn aus. Beim Rauchen einer Zigarette denkt das Gehirn, dass eine Belohnung für irgendetwas stattfindet und reagiert damit, dass es Glücksbotenstoffe wie Endorphine, Dopamin, Serotonin frei setzt. Wenn Sie mit dem Rauchen aufgehört haben, muss Ihr Körper erstmal wieder lernen, dass es noch andere schöne Dinge gibt, für das es Glücksstoffe freisetzen kann. Dazu gehört Sport und so steigt die Laune bei sportlichen Betätigungen.
Ihr Immunsystem war ganz schön beschäftigt als Sie noch geraucht haben, denn Sie haben Ihren Körper täglich mit Giftstoffen gefüttert. Nun sollten Sie es mit Sport unterstützen. Wer sich regelmäßig bewegt, unterstützt das Immunsystem, wie britische Forscher

herausgefunden haben.

Für viele Raucher ist die Zigarette die Lösung bei Stress. Wer viel Stress hat, sollte einen gesunden Weg finden, Stress abzubauen und dazu gehört Bewegung! Bei Stress steigt der Coritsolspiegel im Körper an, was dazu führt, dass man aggressiver ist, Puls und Atmung schneller werden und Adrenalin freigesetzt wird. Sport hilft dabei, Cortisol abzubauen, was den Kopf und Körper entspannt.

Wenn Sie regelmäßig Sport treiben, werden Altersschutzstoffe ausgeschüttet. Diese sorgen dafür, dass Ihre biologische Uhr langsamer tickt. Somit können Sie ein wenig die Zeit zurückdrehen, die Sie durch den Zigarettenkonsum leider schon verbraucht haben. Denn Rauchen lässt schneller altern!

Wenn ich hier von Sport rede, meine ich nicht den Leichtathletik-Marathon, den Sie innerhalb von zwei Wochen des Nichraucherinnen-Daseins machen sollen. Es geht hier grundsätzlich um Bewegung. Probieren sie zum Beispiel unzählige kostenlose Videos mit Gymnastik oder Yoga-Übungen, die sie im Internet finden. Anhand der Videos erhält man eine Anleitung für Übungen, die man ganz einfach im Wohnzimmer nachmachen kann. Die perfekte Lösung, wenn das Wetter schlecht ist, Sie einfach nicht das Haus verlassen möchten oder kein Geld für einen Sport-Kurs haben. Sie sehen, es gibt Möglichkeiten!

**"Wenn Dir etwas wichtig ist, wirst Du einen Weg finden.
Wenn Dir etwas nicht wichtig ist, wirst Du eine**

Ausrede finden. "
(Unbekannt)

29. Ernährung und Trinken

Sobald Sie Ihre letzte Zigarette aufgeraucht haben, fängt Ihr Körper an, sich zu reinigen. Wie ich schon gesagt habe, versucht er die dreckigen Giftstoffe aus den Zellen nach Draußen zu bringen. Sie sollten Ihm dabei helfen, in dem Sie sehr viel Wasser oder Tee trinken. Aber auch mit der richtigen Ernährung können Sie Ihren Körper dabei unterstützen.

Viel Obst und Gemüse, wenig Süßigkeiten und Fette sowie Fertigprodukte gehören ab heute auf den Speiseplan. Die Zeit, die Sie mit Rauchen verbraucht haben, können Sie jetzt in die Kochkunst stecken. Achten Sie auf Ihre Ernährung, um den Reinigungsprozess zu fördern. Hilfreiche Zutaten, die die Entgiftung im Körper anregen, sind zum Beispiel Granatapfel- und Preiselbeerensaft, Fenchel und Kohlgemüse.

Zusammenfassung

Ihr 1. rauchfreier Tag wird wunderbar! Sie werden ihn problemlos meistern, da Sie Ihre Warums immer parat haben, wenn der Drang nach einer Zigarette kommt.

Der 1. rauchfreie Tag ist aber auch wichtig, denn Sie löschen schlechte Gewohnheiten und suchen sich Neue. Dazu gehören auf jeden Fall auch sportliche Aktivitäten, gesunde Ernährung und viel Wasser!

Tipp: Ayurvedische Öl-Ziehen

Um die Reinigung des Körpers zu unterstützen, empfehle ich Ihnen die Methode Öl-Ziehen, die aus der ayurvedische Lehre stammt. Diese Methode lernte ich bei einer Arbeitskollegin kennen, die für einige Monate in Indonesien gelebt hat. Sie erzählte mir, dass ihr die Einheimischen zeigten, dass man morgens direkt nach dem Aufstehen etwas Öl in den Mund führt und dieses für 10 bis 20 Minuten im Mundraum lässt.

Da Öl eine bindende Wirkung hat, werden Giftstoffe, die das Lymphsystem über Nacht in den Mundraum transportiert, durch das Öl aufgenommen, gebunden und können dann ausgespuckt werden. Nachdem ich dieses Verfahren einige Wochen ausprobiert hatte, konnte ich sehr viele Veränderungen bemerken.

Meine Zähne wurden weißer, ich hatte einen viel angenehmeren Geschmack im Mund, den ich mit einfachem Zähneputzen niemals erreicht hatte, ich wurde weniger krank und fühlte mich einfach gesünder.

Für das Öl-Ziehen wird kalt gepresstes Sonnenblumenöl, oder noch besser, Sesam- oder Kokosöl, benutzt. Mit einem Kaffeelöffel kann man das Öl in den Mund transportieren. Das sollte man auf nüchternen Magen tun! 10 bis 20 Minuten lang behält man das Öl im Mund, zieht es durch die Zähne und spült den gesamten Mundraum damit aus. Danach sollte man das Öl in ein Taschentuch ausspucken und dieses wegschmeißen. Da die Flüssigkeit alle Giftstoffe aufgenommen hat, ist sie sehr toxisch und kann die

Badarmaturen angreifen, wenn man sie einfach ins Waschbecken spuckt.

Nach der Behandlung spült man den Mund mit Wasser aus. Dann greift man zu einem kleinen Löffel und befreit die Zunge von ihrem Belag. Einfach mit der langen Seite des Löffels sanft über die Zungenoberfläche schaben. Danach den Löffel gut säubern und sich wie gewohnt die Zähne putzen.

30. Erster rauchfreier Tag – Ihre gesundheitlichen Verbesserungen

Jeder Mensch wird am ersten Tag unterschiedliche Veränderungen an sich bemerken. Manche können am Abend des 1. rauchfreien Tages schon ohne aus der Puste zu kommen Treppen steigen. Andere verspüren weniger Kratzen im Hals.

Fest steht: Ihr Körper wird sich verändern. Schon nach wenigen Minuten ohne Zigarette setzt im Wunderwerk Körper die Regeneration ein. So ist medizinisch belegt, dass nach etwa 20 rauchfreien Minuten der Blutdruck fällt und Gliedmaßen wie Hände und Füße wärmer werden. Nach sechs bis acht Stunden kann man den Normalwert an Kohlenmonoxidgehalt im Blut messen. Ihr Blut beginnt mehr Sauerstoff zu transportieren. Deshalb fühlen sich Hände, Füße, Nase und Ohren nicht mehr so kalt an. Zudem werden die ersten Hautschichten schon besser durchblutet und die beschleunigte Hautalterung wird somit gestoppt! Zudem steigen die allgemeine körperliche Leistungs- sowie die Konzentrationsfähigkeit an.

Wer sich am ersten Tag eher schlapp und müde fühlt, braucht sich nicht zu wundern. Der Körper ist irritiert, denn er hat ja immer künstliche Antriebe durch den Gift- und Nikotincocktail erhalten, der den Blutdruck in die Höhe schnellen ließ. Das fehlt nun und der Blutdruck sinkt und muss sich erst mal einpendeln. Machen Sie sich keine Sorgen! Spätestens nach vier Tagen fühlen auch Sie die unbändige Power in sich!

Bei einem Raucher hat der Körper verlernt, den Blutzuckerspiegel selber zu regeln, weil er durch das Nikotin stimuliert wurde. Die Droge bewirkt, dass innerhalb von Sekunden Blutzucker in den Blutzuckerkreislauf und dann ins Gehirn geführt wird. Bei einem Nichtraucher dauert es jedoch länger (vom Kauen der Nahrung bis zur Einspeisung in den Blutkreislauf etwa 20 Minuten). Das verwundert den Körper natürlich, der über Jahre hinweg gewohnt war, innerhalb von Sekunden Blutzucker zu erhalten. Deswegen muss Ihr Körper erstmal wieder lernen, dass es länger dauert, bis Blutzucker ins Gehirn gelangt, damit es dort arbeiten kann.

Der Blutzuckerspiegel bei einer frischen Nichtraucherin sinkt also und Nebenwirkungen wie Heißhunger auf Süssigkeiten oder auch Schwindel, Müdigkeit, Übelkeit und Unkonzentriertheit steigen auf. Selbst wenn Sie jetzt etwas essen, ändert sich der Zustand die nächsten 20 Minuten nicht, da der Körper einfach so lange braucht, um den Blutzucker ins Gehirn zu bringen. Viele frische Nichtraucher greifen zu mehr Essen, denn der Körper signalisiert ihnen, dass es notwendig ist. Dabei muss der Körper erst noch lernen, dass es eine Zeit dauert, bis das Essen seine Wirkung zeigt. Das ist auch der Grund, warum so viele Ex-Raucher nach dem Nikotinentzug zunehmen.

Doch was kann man dagegen und die ganzen anderen Nebenwirkungen tun? Es empfiehlt sich über den Tag hinweg Fruchtsaft (z.b. Orangensaft) zu trinken. Am besten jede Stunde einige Schlücke. Nach den dritten, vierten Tag sollten sich die oben beschriebenen Nebenwirkungen erledigt haben. Neben der Hilfe von Fruchtsäften ist Wasser das A und O beim Rauchstopp. Trinken Sie viel Wasser, um die Giftstoffe auszuschwemmen. Außerdem kann das Trinken eines Glas Wassers als Ablenkungsstrategie helfen, wenn sich das Nikotinmonster meldet.

Es kann auch sein, dass Sie anstatt der Müdigkeit ein seltsames Kribbeln in Ihrem Körper bemerken. Das ist Ihr Energiepegel, der durch den vermehrten Sauerstofftransport angestiegen ist. Dieses Kribbeln kann ungewohnt sein und nervös machen. Nehmen Sie das Kribbeln hin, freuen Sie sich, dass Ihr Körper wieder Energie spürt. Nach ein bis zwei Tagen werden Sie es nicht mehr wahrnehmen.

Wer sich vorgenommen hat, mit dem 1. rauchfreien Tag schon am Morgen zu beginnen, wird am Abend noch mehr unglaubliche Regenerationsmaßnahmen des Körpers entdecken, da der Körper schon in der letzten Nacht damit angefangen hat und somit einige Stunden im Vorsprung ist, als wenn man sich erst am Nachmittag entscheidet, endlich Nichtraucherin zu sein.

So, jetzt heißt es: Applaus für Sie! Sie sind Nichtraucherin und können sich auf den 2. rauchfreien Tag freuen!

31. Für alle, für die der 1. rauchfreie Tag der absolute Horror war

Jetzt nicht aufgeben, Sie haben doch schon einen Tag hinter sich gebracht! Wenn aber die körperlichen Entzugserscheinungen so stark sind, dass Sie sie nicht aushalten können, haben Sie noch die Möglichkeit, zu medikamentöser Unterstützung zu greifen. Damit sind Nikotinpflaster, - Kaugummis, - Sprays, etc. gemeint.

Jetzt denken Sie bloß nicht, dass Sie versagt haben, wenn Sie zu Hilfsmitteln greifen! Es ist besser, einen Nikotin-Kaugummi zu kauen, als eine Zigarette zu rauchen. In so einem Kaugummi bzw. auch in den anderen Hilfsmitteln ist eine niedrige Dosis an Nikotin enthalten. Diese sorgt dafür, dass der körperliche Entzug abflacht, denn das Nikotin versorgt die Nervenköpfe, die nach dem Botenstoff rufen (siehe Kapitel 6).

Ein Nikotin-Kaugummi wird aber nicht die psychische Sucht verringern oder beseitigen können.

Es gibt Menschen, die bis zu 20 Nikotin-Kaugummis am Tag zu sich nehmen, um sich nicht mit der wahren Zigaretten-Sucht auseinandersetzen zu müssen. Sie bleiben so gesehen ihr Leben lang Nikotin-Kaugummi-Süchtig. Wer aber mit den Hilfsmitteln bedacht umgeht und diese nutzt, um sich selbst beim Prozess des NichtraucherIn-Werdens zu unterstützen, dem kann man nur gratulieren! Rauchen ist eine Sucht und da benötigt man manchmal medizinische Hilfe. Allerdings nur, wenn man dann nicht von der Hilfe abhängig wird!

Wer zu einem medizinischen Präparat greifen möchte, sollte sich fachkundigen Rat beim Arzt oder beim Apotheker holen.

**"Es ist nicht der Berg den wir bezwingen.
Wir bezwingen uns selber."
(Edmund Hillary, Bergsteiger)**

32. Der 2. rauchfreie Tag

Den 2. rauchfreien Tag werden Sie genauso wie den 1. Tag sehr spannend erlebend. Der Körper und die Psyche bewegen sich hin zu einer neuen Freiheit, hin zu einem Zustand, den Sie lange nicht mehr gespürt haben. Sie hatten ja vergessen, wie es ist, ohne Zigarette zu leben.
Sie werden wahrscheinlich am 2. rauchfreien Tag vor dem Klingeln des Weckers wach werden. Ihr Stoffwechsel muss in der Nacht auf einmal viel weniger Giftstoffe aus dem Körper transportieren und deshalb benötigt er weniger Zeit zum Schlafen.

Daneben werden Sie merken, dass Ihr Schlaf sich verändern wird:
Amerikanische Wissenschaftler haben bewiesen, dass NichtraucherInnen tiefer und mehr schlafen.
NichtraucherInnen sind öfter in der Tiefschlafphase, die der Körper benötigt, um sich zu regenerieren.
Außerdem wird in der Tiefschlafphase auch der psychische Stress abgebaut. Man ist also stress-

resistenter und besser gelaunt.

Das ist eine wunderbare Erfahrung, die Sie als Nichtraucherin erleben werden: Wann sind Sie das letzte Mal auf natürliche Weise vor dem Weckerklingeln wach geworden?

Am 2. rauchfreien Tag werden Sie motiviert durch das Leben ziehen. Sie freuen sich darüber, wie einfach es ist, nicht zu rauchen. Sie werden viel mehr Menschen wahrnehmen, die rauchen und sich generell das Rauchverhalten der Leute genauer anschauen. Glauben Sie mir, in Ihrem Kopf werden Sie oft hören: „Wie gut, dass ich nicht mehr rauche!"

33. Die Sache mit der Verdauung

Was Ihnen am 2. rauchfreien Tag vielleicht Sorgen machen kann, ist Ihre Verdauung. Es ist für viele ein unangenehmes Thema, doch wie ich auch bei mir gemerkt habe, kann eine schlechte bzw. ausbleibende Verdauung zur Angst führen, dass man an Gewicht zunimmt. Die Angst kann den Drang nach einer Zigarette verstärken. Genau das wollen wir nicht!

Wie schon in Kapitel 10 beschrieben, funktioniert die Verdauung bei RaucherInnen so gut, weil der Körper die Giftstoffe, die Sie über die den Rauch einer Zigarette einnehmen, so schnell wie möglich wieder aus dem Körper heraus transportieren möchte. Dann wird der Stoffwechsel angekurbelt, was die Folge hat, dass die Verdauung bestens funktioniert.

Jetzt, wo Sie keine Giftstoffe mehr zu sich nehmen, ist

der Körper beim Stoffwechsel langsamer, das er nicht mehr die Stoffwechsel-Notruf-Taste drücken muss, wenn die Giftstoffe in den Körper gelangen.

Allerdings wird Ihr Körper sehr schnell merken, dass er sich regulieren muss, denn natürlich ist die Verdauung ein wesentlicher Bestandteil, überflüssige Stoffe sowie auch Giftstoffe aus dem Körper zu verbannen. Geben Sie ihm bitte Zeit und überlasten Sie ihn nicht! Diese beiden Tipps werden Ihnen helfen, die ersten ungewohnten Tage zu überstehen. Ihr Körper muss sich an die neue Situation gewöhnen und Sie sollten keinen Stress auf ihn ausüben, damit die Verdauung schneller funktioniert.

Damit sich alles so schnell wie möglich einpendelt, unterstützen Sie Ihren Stoffwechsel mit:
- ausreichend Bewegung

- viel Flüssigkeit, bitte keine Limonade mit viel Zucker, sondern frische Säfte, Tee und vor allem Wasser

- ballaststoffreiche Ernährung. Täglich sollen Sie mindestens 30 Gramm Ballaststoffe zu sich nehmen. Hier ein kleiner Speiseplan, der diese Einheit enthält: Drei Scheiben Vollkornbrot, ein Apfel, drei Kartoffeln, 200 Gramm Blumenkohl, eine Mohrrübe, eine Portion Blattsalat von hundert Gramm und 150 Gramm Beeren.

Sie sehen: Ohne Obst und Gemüse funktioniert die Verdauung nicht!!!

P.S. Je bitterer der Salat ist, umso besser ist er für die Verdauung. Also greifen Sie zu Chicorée, Endivien,

Rucola und Radicchio.

Zudem kann ich Ihnen empfehlen: Würzen Sie Ihr Essen mit Basilikum, Thymian, Oregano und Majoran.

Des Weiteren sollten Sie folgendes ausprobieren:

Ersetzen Sie schwere Mahlzeiten am Abend durch eine **reine Eiweiß-Kost**. Eiweiß steuert den Stoffwechsel, so dass es auch mit der Verdauung besser klappt. Dabei sollten Sie besser zu mehr pflanzlichen Eiweißstoffen greifen als zu tierischen (Fisch, Fleisch, Ei). Pflanzliche Eiweißstoffe sind leichter zu verstoffwechseln. Pflanzliche Eiweiße finden Sie zum Beispiel in: Bohnen, Linsen, Erbsen, Soja, etc. Empfehlenswert sind auch Protein-Drinks, die pflanzliche Eiweiße enthalten.

Außerdem ist es wichtig, auf **die richtigen Öle** zu achten. Greifen Sie bei Ihrer Ernährung zu pflanzlichen Ölen und Fetten, wie Kokosmilch, Walnuss-Raps-Olivenöl, Sesamöl, Olivenöl und zu Nüssen.

Manchmal helfen kleine Tricks, wie der **Espresso** nach dem Mittagessen oder der schwarze Kaffee am Morgen. Viele NichtraucherInnen haben aber Angst zum Kaffee zu greifen, da Sie den Kaffee mit einer Zigarette assoziieren. Vergessen Sie diese Sorge!

Ein absoluter Geheimtipp für die Anregung Ihres Stoffwechsels sind **Moringa** Presslinge. Moringa ist der Meerrettichbaum, der aus der Himalaya-Region Nordwestindiens kommt. In Indien zählt der Moringa-Baum als alternative Medizin, mit der man mehr als 300 Krankheiten heilen kann. Das liegt an den vielen, wertvollen Inhaltsstoffen, die die Pflanze bietet. Für die

Verdauung ist sie ein guter Helfer, denn sie enthält viele Faserstoffe, die die Entgiftungstätigkeit im Darm anregen. Des Weiteren bringt Moringa das Säure-Basen-Gleichgewicht wieder in Balance, was Ihrem Wohlbefinden zu Gute kommt. Empfehlenswert sind diese Presslinge, die sie eine halbe Stunde vor der Mahlzeit einnehmen sollten: http://amzn.to/28OIKsB

Wer keinen Kaffee mag, der sollte mal **grünen Mate-Tee** ausprobieren und diesen am Tag verteilt trinken. Das Matekraut erhält man mittlerweile in jedem Teeladen oder auch in der Apotheke. Einfach mit kochendem Wasser übergießen, 5 bis 10 Minuten ziehen lassen und dann trinken.

Wenn die **Verdauung** gar nicht funktionieren sollte und Sie das Gefühl haben, dass Sie einen großen, schweren Klumpen vor sich tagen, können natürliche Abführmittel helfen: Ein Glas Gemüse- oder Sauerkrautsaft oder ein Teelöffel Rizinusöl. Jedoch sollten Sie die kleinen Helferchen zu Hause einnehmen und sich auch sicher sein, dass Ihnen eine Toilette zur Verfügung steht, denn sie sind abführend! Diese Prozedur werden Sie nur einmal durchmachen, denn er nimmt viel Zeit in Anspruch, die man in der Regel auf der Toilette verbringt, und ist auch für den Darm anstrengend.

Besser ist es jeden Morgen ein wenig **Leinsamen** ins Müsli zu tun oder einen Leinensamen-Drink vorzubereiten: 1 Esslöffel Leinsamen über Nacht in einem Glas Wasser einweichen. Am Morgen ein wenig Wasser oder Orangensaft dazu tun und die komplette Flüssigkeit inklusive Leinsamen trinken.

Das war ein kleiner Exkurs, wie man die Verdauung

ankurbelt. Sie sehen, es gibt viele Beispiele, wie man auf die gesunde Art und Weise die Verdauung ankurbelt und sich wohl fühlt! Sie benötigen dafür keine Zigarette, denn dann basiert der Stoffwechsel auf Vergiftung!

34. 7 gesunde Lebensmittel, die Sie schnell von Nikotin entgiften

Der Körper beginnt schon nach der ersten rauchfreien Stunde mit der Regeneration. Die Rauchen-aufhören-Regeneration dauert jedoch einige Monate bis Ihr Körper die hartnäckigen Gifte ausgespült hat.

So ist es hilfreich, wenn Sie Ihren Körper bei der Regernation unterstützten. Deshalb finden Sie hier 7 Lebensmittel, die Ihren Körper sehr schnell von Nikotin entgiften. Das Resultat einer schnellen Entgiftung ist, dass Sie sich besser fühlen und der Körper schneller wieder fit wird. Er kann große Bauchstellen, wie die Reinigung Ihrer
Lunge besser bewerkstelligen.

Frisch gepresster Orangensaft
Frischer Orangensaft ist voller Vitamine, was dem Immunsystem sehr gut tut. Zudem ist es ein absoluter Geheimtipp, wenn es um die Regeneration des Körpers geht. Den frisch gepressten O-Saft können Sie ein wenig mit Wasser verdünnen. Empfehlenswert sind 3 Gläser pro Tag nach dem Rauchstopp.

Spinat und Brokkoli
Dieses grüne Gemüse sind TOP-Entgiftungs-Helfer bei der Rauchen-aufhören-Regeneration. Spinat und

Brokkoli liefern viel Folsäure, was bei der Entgiftung sehr wirksam ist. Des Weiteren ist Brokkoli ein super Vitamin B5 und C Lieferant. Das stärkt Ihr Immunsystem.

Kiwi und Zitrone

Wer beim Rauchen aufhören Angst vor einer Gewichtszunahme hat, sollte viele Kiwis essen. Die kleine Frucht sättigt und hat wenig Kalorien. Daneben bringen Kiwi und Zitrone wichtige Vitamine mit, die Raucher unbedingt benötigen: Vitamin A, C und E. Der Körper eines Rauchers braucht sogar das dreifache an der Vitamin-Dosis! Deshalb sollten Sie sich als frische Nichtraucherin täglich eine Kiwi (oder mehr) sowie eine Zitrone gönnen. Die Zitrone können Sie vermischt mit Sprudelwasser trinken – wirkt sehr erfrischend!

Grüner Tee

Körper von Rauchern fehlt in der Regel Flüssigkeit. Deshalb ist es so wichtig, dass Sie viel trinken, wenn Sie mit dem Rauchen aufgehört haben. Grüner Tee ist ideal zum Entgiften, sodass das Nikotin keine Chance hat. Des Weiteren können Sie sich mit einer leckeren Tasse Tee eine Auszeit gönnen und ein neues Ritual in Ihr Leben holen:)

Möhren

Möhren bieten viele Vitamine wie A, C, K und B. Diese wirken bei der Rauchen-aufhören-Entgiftung wahre Wunder! Außerdem stärken Sie Ihr Immunsystem. Möhren kann man super mit Äpfeln kombinieren, zum Beispiel in einem Möhren-Apfel-Salat oder auch als Möhrensaft trinken. Damit die Vitamine auch ihre Wirkung entfalten können, sollten Sie einen kleinen Tropfen Öl dazu tun!

35. Zweiter rauchfreier Tag - Ihre gesundheitlichen Verbesserungen

Wenn Sie Ihren zweiten rauchfreien Tag erlebt haben, sollten Sie sehr stolz auf sich sein! Ihr Körper wird Ihnen auf jeden Fall die Abstinenz danken. Ihre Kondition hat am zweiten Tag rapide zugenommen. Treppensteigen und ein kleiner Sprint zum Bus sind für Sie eine Leichtigkeit. Sie sollten wissen, dass Sie ab heute jeden Tag mehr Kondition zur Verfügung haben.

Auch Ihrem Herzen wird es besser gehen, denn das Herzinfarktrisiko ist um die Hälfte gesunken, da Ihr Blut von Tag zu Tag mehr Sauerstoff transportiert. Was Sie auch bemerken werden, ist ein ganz neuer Geruchs- und Geschmackssinn. Gerüche, die Sie früher niemals wahrgenommen haben, fallen Ihnen wieder auf. Auch bekommen Getränke und Speisen einen intensiveren Geschmack.
Ihr Geruchs- und Geschmacksnervensystem wird sich in den nächsten Tagen noch viel stärker verbessern, also bleiben Sie gespannt!

36. Der 3. rauchfreie Tag

Am 3. rauchfreien Tag würde es mich nicht wundern, wenn einige von Ihnen ganz vergessen hätten, dass sie jemals geraucht haben. Wissen Sie, man kann seine Gewohnheiten sehr schnell ändern und Sie sind gerade mittendrin im Veränderungsprozess.

Ich möchte Ihnen jetzt nochmal einen Herzlichen Glückwunsch aussprechen. Denken Sie mal über den Prozess nach, wie Sie anfangen haben, sich zu überlegen, dass Sie mit dem Rauchen aufhören möchten. Können Sie sich noch erinnern, welche Ängste Sie hatten, welche Gefühle aufgekommen sind, wenn Sie daran dachten, dass Sie bald keine Zigarette mehr in den Händen halten?

Jetzt steuern Sie auf den 3. rauchfreien Tag zu und nun meine Frage: Waren die letzten zwei Tage schlimm für Sie? Oder ging das eigentlich ganz gut mit dem Nicht-Rauchen?

Wenn es einige Momente gab, an denen Sie fast zur Zigarette gegriffen haben, möchte ich Sie bitten, das Kapitel 22 nochmal zu lesen und sich Ihre Warums bewusst zu machen. Des Weiteren kann ich Ihnen nur empfehlen, sich mein Online-Programm zu besorgen, denn mit dem Programm bekommen Sie eine starke Unterstützung von mir und meinem Team!

37. Was tun bei einem Rückfall?

Für viele Frauen ist es gar nicht so einfach, Durchzuhalten. Die ersten Tage sind noch einfach, man ist motiviert und hat noch ganz gut seine Gründe im Kopf, warum man endlich Nichtraucherin sein möchte. Nach einigen Tagen wächst aber die Schmacht. Der Nikotinteufel meldet sich öfter, man fühlt sich unruhig und dann kommt ein Moment, auf den man gar nicht vorbereitet war. Auf einmal sind alle guten Vorsätze über den Haufen geschmissen. Man greift zur Zigarette und dann ist es passiert.

Meistens ereignen sich Rückfälle innerhalb der ersten zwei Wochen. Beim Rauchen aufhören spricht man von einem Rückfall, wenn der Nichtraucher bei seinem Versuch des Rauchstopps gescheitert ist und wieder mit dem Rauchen anfängt. Bleibt es bei der einen Zigarette war es ein „Vorfall".

Es sind vor allem die schlechten Gefühle und Gedanken, die nach einem Rückfall beim Rauchstopp auftauchen. Man fühlt sich vielleicht schlecht, zweifelt an seinem Duchhaltevermögen und an der eigenen Disziplin. Zudem hat man so viel Kraft und Energie für die ersten rauchfreien Tage aufgebracht. Man ist enttäuscht und würde sich am liebsten verkriechen. Vielleicht denkt man aber auch, dass jetzt nicht der richtige Zeitpunkt ist, mit dem Rauchen aufzuhören und wirft alle Pläne über den Haufen.

Bei einem Rückfall bzw. Vorfall können Sie so reagieren:

Wenn Sie bei einem Vorfall merken, dass die Zigarette schrecklich schmeckt und Sie sich nicht wohl fühlen, kann das motivieren, die Finger von den Zigaretten zu lassen. Somit hat der Vorfall den eigenen Willen bestärkt. Er hat Ihnen gezeigt, dass Ihnen die Zigaretten gar nicht gut tun. Sie können diese Erfahrung aufschreiben, falls Sie nochmal vor einem Vorfall stehen sollten: Wie haben Sie sich gefühlt, was hat Ihnen Ihr Körper gezeigt, was waren Ihre Gedanken? Wenn nochmal der Nikotinteufel so stark an IhreTür klopfen sollte, holen Sie die Erinnerung an diesen Moment heraus!

Der Rückfall hat bei Ihnen ausgelöst, dass Sie wieder anfangen zu rauchen. Nehmen Sie sich Zeit, vor allem für eine gute Vorbereitung. Informieren Sie sich über die Sucht, gehen Sie die Gründe durch, warum Sie aufhören wollten. Überlegen Sie, wann Sie zur Zigarette greifen mussten und suchen Sie sich einen neuen Tag aus, an dem Sie aufhören möchten und arbeiten Sie darauf hin.

Wie kam es dazu, dass Sie rückfällig geworden sind? War es ein Moment, in dem Sie nicht wiederstehen konnten, weil alle anderen geraucht haben. Oder hatten Sie Stress? Stellen Sie sich einen persönlichen Plan auf, was Sie in Zukunft tun können, wenn Sie in diese typischen „Rückfall-Situationen" kommen. Schreiben Sie mögliche Verhalten auf, wie Sie der Situation wiederstehen. Daneben sollten Sie auch überlegen, was Sie tun, wenn Sie an einer Zigarette gezogen, sie ganz geraucht oder sogar mehrere Zigaretten geraucht haben.

„Schmacht, Hieber, Nikotinteufel – alles Namen für die Entzugserscheinungen. Oft dauert der Moment, in dem Sie ein Verlangen nach einer Zigarette spüren, nur sehr kurz; Höchstens 3 Minuten! Das können Sie überbrücken, in dem Sie z.B.

- vom letzten Urlaub träumen
- eine Einkaufsliste in Deinem Kopf machen
- eine To-Do-Liste im Kopf auflisten
- ein Telefonat anfangen
- sich mit dem Smartphone beschäftigen (z.B. mit Nichtraucher-Apps)
- sich in einer Nichtraucher-Gruppe bzw. Forum austauschen
- ein Buch lesen
- Kaugummi kauen
- Wasser trinken

- ein Mantra aufsagen, um sich abzulenken: „Der Himmel ist blau, das Gras ist grün"

**"Manchmal tut festhalten mehr weg als loslassen."
(Unbekannt)**

38. Bewältigungs-Strategien bei Stress

Das können Sie tun, wenn Sie frische Nichtraucherin sind und in eine Stress-Situation geraten:

1. Wichtig ist, dass Sie in diesen Momenten Ihnen eine Chance gibt, das Rauchen zu ersetzen und andere Wege der Entspannung zu suchen.
2. Zum allgemeinen Entspannen, also nach einem stressigen Arbeitstag oder einer stressigen Zeit, gönnen Sie Ihrem Körper und Seele gesunde Entspannung: Spazieren gehen, Sauna, Schwimmen oder Massage, Ausflug in ein Museum, etc.
3. In Stress-Situation hilft eine einfache Technik: Ein- und Ausatmen. Ruhig bleiben, sich aus der Situation begeben und nicht hinein steigern! Setzen Sie sich hin, atmen Sie bewusst ein und aus und stellen Sie sich etwas Schönes vor.
4. Wenn Sie wirklich sauer und verärgert sind, bleiben Sie ruhig und stellen sich folgende Fragen: Was stört mich an der Situation? Was möchte ich erreichen, damit sich die Situation für mich zum Positiven ändert? Wie kann ich das tun? Die Fragen helfen Ihnen weiter, die Sache objektiver zu sehen, Abstand zu erhalten und nicht auf das Problem sondern die Lösung zu schauen.
5. Mantras können helfen, dass Sie in Stress-

Situationen zur Ruhe kommen und den Drang nach einer Zigarette vergessen. Ein Mantra ist sowas wie ein Vers, den Sie sich aufsagen. Ein Mantra in einer Stress-Situation könnte zum Beispiel lauten „Ich bin ganz ruhig und gelassen. Ich bin glückliche Nichtraucherin und löse die Situation mit Verstand und Lässigkeit".

Achtsamkeitsübung

Zudem können Ihnen Achtsamkeits-Übungen helfen, die Schmacht-Momente zu überwinden: In Momenten, in denen Sie unbedingt eine Zigarette rauchen möchten, ist diese Übung sehr gut. Zudem lässt sie sich überall ausüben!

Folgende Achtsamkeits-Übung soll Ihnen in schwachen Momenten helfen, zurück zu sich selber und zu Ihrem Vorhaben, Nichtraucherin zu bleiben, zu finden. In diesen Schmacht-Momenten geraten Sie unter Stress. Achtsamkeits-Übungen helfen bei Stress. Das ist wissenschaftlich bewiesen.
Als Nichtraucher gerät man manchmal in Stress-Situationen, in denen man früher eine Zigarette geraucht hätte. Das will man nicht mehr, also muss eine Alternative her! Eine Achtsamkeits-Übung kann da helfen, den Drang nach einer Zigarette zu löschen!

Die Übung ist ganz einfach. Sie können sie zum Beispiel machen, wenn Sie Stress am Arbeitsplatz haben und gerne rauchen möchten. Es geht aber auch an der Bushaltestelle oder in Gesellschaft.

1. Am besten schließen Sie die Augen und setzten bzw. stellen sich so hin, dass Sie einige Minuten in der Position verharren könnten. Wenn Sie mit anderen

Personen zusammen sind, können Sie die Augen auflassen. Dann müssen Sie einfach gedanklich die nächsten Schritte vollziehen und sich ein wenig aus der Gruppe „herausnehmen".

2. Spüren Sie Ihre Beine, Arme und Hände. Gehen Sie gedanklich die verschiedenen Körperteile durch.

3. Atmen Sie tief durch und stellen Sie sich dann ein kleines, leeres Paket vor. Nehmen Sie den Gedanken an die Zigarette und stecke ihn gedanklich in das Paket. Nun schnüren Sie in Ihren Gedanken das Paket zu. Stellen Sie es dann vor Ihre Füße und treten es mit viel Kraft weg.

4. Sagen Sie sich in einem Satz, warum Sie froh sind, endlich Nichtraucherin zu sein.

5. Jetzt können Sie die Augen wieder öffnen und einfach ganz normal, aber ohne Lust auf eine Zigarette weitermachen!

Sie finden die Achtsamkeits-Übung in Ihrem persönlichen Gratis-Videokurs. Dort mache ich die Übung für Sie vor. Hier geht es zu Ihrem Gratis-Videokurs:

http://www.frau-rauchfrei.de/home/geschenk/

Tipp: Wenn die Stimmung dunkel ist

Manche Menschen klagen über eine sehr depressive Stimmung und starke Gefühlsschwankungen an den ersten rauchfreien Tagen. Auch ich erinnere mich, wie ich einmal nach einem grausamen, depressiven 1. rauchfreien Tag das Projekt 'Ich bin Nichtraucherin' aufgab. An meinem ersten Tag fühlte ich mich fett, ungeliebt und bekam einen Heulkrampf nach dem anderen.

Solche Stimmungen können auftreten. Der Körper geht einen Entzug durch, der zwar körperlich sehr gering ist, aber vor allem die Psyche belastet. Diese Stimmungs-Schwankungen sind medizinisch leicht erklärbar: Das Nikotin wirkt auch auf das Belohnungszentrum in unserem Gehirn. Es entsteht ein angenehmes Gefühl, ein Glücksgefühl, ein Rausch. Der Körper hört folglich auf, selber Glücksbotenstoffe zu produzieren, denn wir liefern ihm ja genug. Hört man auf zu rauchen, muss der Körper erst mal wieder anfangen, selber Glücksbotenstoffe zu produzieren. Bis die Produktion in Gang kommt, kann es zu depressivem Verstimmung, Nervosität, Reizbarkeit und Traurigkeit kommen.

Machen Sie sich noch einmal bewusst, dass Sie aufhören dürfen! Endlich haben Sie den Tag hinter sich gebracht, vor dem Sie so viel Angst hatten. Genießen Sie Ihre neue Freiheit. Gehen Sie shoppen, machen Sie Sport und besuchen abends ein tolles Restaurant. Es gibt viel zu feiern, vergessen Sie das nicht!

Stimulieren Sie Ihr Belohnungssystem, in dem Sie sich selbst belohnen. Rechnen Sie zum Beispiel aus, wie viel Geld Sie schon durch Ihr Nicht-Raucherin-Dasein gespart haben. Mit diesem Geld können Sie sich etwas kaufen. Wenn Sie sich weiter anspornen wollen, rechnen Sie aus, wie viel Geld Sie in den nächsten Monaten sparen werden.

Nehmen Sie die Summe und überlegen, in was Sie das Geld investieren möchte: Eine Shopping-Tour, ein neues Fahrrad, ein Tag im Wellness-Spa, etc.

Ein kleiner Tipp, wie Sie jeden Tag Ihr Belohnungszentrum stimulieren: Nehmen Sie ein großes Sparschwein zur Hand und füttern Sie es täglich mit dem Geldbetrag, den Sie für Ihre tägliche Zigaretten-Ration ausgegeben hätten. Setzen Sie sich ein Datum fest, wann das Sparschwein geschlachtet wird und wofür Sie das Geld ausgeben möchten.

Wenn Sie sich wirklich schlecht fühlen und kurz davor sind, wieder nach einem Glimmstängel zu greifen, können Hilfsmittel wie Nikotinkaugummis eine Möglichkeit sein, die dunkle Phase durchzustehen.

39. Drei rauchfreie Tage – Ihre gesundheitlichen Verbesserungen

Am 3. rauchfreien Tag werden Sie sich wie jemand fühlen, der im Leben noch nie geraucht hat. Sie werden morgens aufstehen und sich gut, gesund und fit fühlen. Sie werden auch merken, dass sich morgens der Schleim einfacher löst. Die Schleimproduktion wird sich erst mal nicht reduzieren. Das ist gut so, denn die Lunge will sich von dem Teer befreien. Sport und viel Flüssigkeit helfen dabei!

Wenn Sie lange an einem Raucherhusten gelitten haben, werden Sie feststellen, dass dieser abklingt, was an der Regeneration der Lunge und Bronchien liegt.

Des Weiteren werden Sie weniger zittrig durch das Leben gehen und auch die anfängliche Nervosität verloren haben. Das liegt daran, dass die Nervenenden sich stetig am regenerieren sind. Sie können sich darauf freuen, dass Ihr Körper bald den Nikotin-Entzug hinter sich gebracht haben wird!

40. Der 7. rauchfreie Tag

Sieben rauchfreie Tage oder eine Woche ohne Zigarette: Das ist der Moment, an dem Sie sehr stolz auf sich sein werden. Unternehmen Sie etwas Besonders, gehen Sie shoppen oder in einem schicken Restaurant Essen. Sie sollten sich heute auf jeden Fall etwas Schönes gönnen!

Aufgabe: Es ist an der Zeit, eine erste Reflexion vorzunehmen:
Wie war die letzte Woche? Stellen Sie sich folgende Fragen und beantworten Sie sie ehrlich! Am besten schreiben Sie sich die Antworten auf:

In welchen Situationen wollte ich eine Zigarette rauchen?
In welchen Situationen habe ich gar nicht ans Rauchen gedacht, obwohl ich sonst
immer geraucht habe?
Welche neuen Angewohnheiten anstatt rauchen habe ich?
Welche neuen Angewohnheiten anstatt rauchen möchte ich mir noch zulegen?
Welche positiven Veränderungen merke ich an meinem Körper?

Diese Reflexion wird Ihnen helfen, die zweite Woche einfach zu meistern und das alte Raucherin-Leben hinter sich zu lassen!

121

„Eine Angewohnheit kann man nicht aus dem Fenster werfen. Man muss sie die Treppe hinunterboxen. Stufe für Stufe."
(Mark Twain, Schriftsteller)

41. Sieben rauchfreie Tage - Ihre gesundheitlichen Verbesserungen

Merken Sie etwas, wenn Sie in den Spiegel schauen? Sie werden bemerkt haben, dass Sie frischer und gesünder aussehen. Wahrscheinlich haben sich auch kleine Fältchen in Luft aufgelöst. Was ist mit Ihren Augenringen? Diese sind zurückgegangen, da die Leber nicht mehr so viele Giftstoffe verarbeiten muss. Starke Augenringe sind ein Zeichen für eine hart arbeitende Leber!

Des Weiteren haben Sie mehr Energie. Ihr Herz ist leistungsstärker und pumpt jede Menge sauerstoffhaltiges Blut durch den Körper. Das zeigt sich vor allem in ihrer Kondition. Fördern Sie Ihr Herz und Ihre Kondition. Treiben Sie Ausdauersport. Sie werden staunen, wie leistungsstark Ihr Körper geworden ist und das in nur einer Woche!

Das Verlangen nach einer Zigarette sollte mittlerweile abgeschwollen sein, da kein Nikotin mehr im Körper ist. Wenn ab und zu die Schmacht aufkommt, wissen Sie

was zu tun ist! Dann müssen Sie Ihre Warums
auspacken!

Tipp: Leben Sie so wie immer!

Für alle Frauen, die sich erfolgreiche Nichtraucherinnen
nennen dürfen, hier noch ein Tipp:
Ein Freund erzählte mir von seiner Methode, die er
angewendet hat, um mit dem Rauchen aufzuhören: Er
mied die Plätze, an denen er für gewöhnlich geraucht
hatte. Er ging nicht mehr in sein Lieblingscafé, er traf
seine Freunde nicht mehr, wenn sie abends im
Biergarten zusammen kamen, er mied die Plätze an der
Universität, an der er arbeitete und wo man sich zum
Rauchen traf. Die Folge war: Seine sozialen Kontakte
nahmen ab. Natürlich verstanden seine Freunde auch
nicht, warum er sich nicht mehr mit Ihnen treffen wollte,
da er niemanden von seinem wirklich grandiosen
(ironisch gemeint) Plan erzählt hatte.

Das ist eine Warnung: Machen Sie Ihm das bloß nicht
nach. Gehen Sie überall hin, wo RaucherInnen sind.
Treffen Sie sich mit Ihren rauchenden Freunden, egal
ob zu Hause oder im Biergarten. Gehen Sie auf Partys
oder in die Raucherecken bei Ihrer Arbeitsstätte.
Wenn Sie die Plätze meiden, an denen Sie früher (viel)
geraucht haben, hat das zwei Folgen:

- Ihre sozialen Kontakte brechen ab und Sie fühlen sich
alleine. Das ist ein negatives
Gefühl und wir wissen, dass Frauen vor allem bei
negativen Emotionen zum Glimmstängel greifen.
- Unterbewusst haben Sie Angst, dass Sie wieder
rückfällig werden. Sie müssen sich mit dieser Angst
auseinandersetzen. Sie haben in diesem Buch gelernt,
wie das geht. Also stellen Sie sich Ihrer Angst und

machen Sie die Erfahrung, dass Sie sich sogar richtig wohl unter RaucherInnen fühlen werden. Der Grund ist: Sie erhalten mehr Motivation, da Sie genau wissen, was Zigaretten für negative Folgen haben! Sie sind Nichtraucherin, egal wann, wo und mit welchen Personen Sie zusammen sind!

"Jede schwierige Situation, die Du jetzt meisterst, bleibt Dir in Zukunft erspart."
(Dalai Lama, buddhistischer Mönch)

42. Der 14. rauchfreie Tag

Mittlerweile sind Sie eine eingefleischte Nichtraucherin und die Gedanken an eine Zigarette werden von Tag zu Tag weniger. Wahrscheinlich taucht die Idee, nach einer Zigarette zu greifen, zwischenzeitlich noch auf, doch stolz und selbstbewusst verwerfen Sie diese. Sie haben gelernt, mit diesen 'Schmachtmomenten' umzugehen. Herzlichen Glückwunsch!

Jetzt, wo Sie neue Gewohnheiten haben, gilt es, diese ein wenig genauer unter die Lupe zu nehmen. Jetzt haben Sie noch die Chance, die neuen Gewohnheiten zu modellieren. Greifen Sie zum Beispiel öfter als früher zu Süßigkeiten? Wie sieht es mit dem sportlichen Programm aus? Welche Strategien haben Sie entwickelt, wenn Sie irgendwo warten müssen oder sich in einer Situation befinden, in der Sie früher geraucht haben? Reden Sie offen über Ihre neue Lebenssituation? Teilen Sie Ihren Gedanken, wenn dieser darin besteht, nach einer Zigarette zu greifen?

Nehmen Sie sich 10 Minuten Zeit und überlegen, wie Sie Ihr neues Leben als Nichtraucherin strukturiert und welche Gewohnheiten Sie angenommen haben. Dann denken Sie darüber nach, ob es sich um erfolgreiche Gewohnheiten handelt? Wenn Sie mit Ihren neuen Gewohnheiten nicht zufrieden sind, ändern Sie sie sofort!

Aufgabe: Am besten schreiben Sie Ihre alten Gewohnheiten auf und setzen die neuen Gewohnheiten daneben. Streichen Sie die neuen Gewohnheiten durch, die Ihnen nicht fallen. Wenn Sie eine Gewohnheit nicht durch eine Neue ersetzt haben, überlegen Sie sich eine neue Gewohnheit und schreiben Sie sie auf!

Tipp: Ein einziger Zug

Wenn Sie es die letzten zwei Wochen geschafft haben, ohne eine Zigarette auszukommen, sind die nächsten Jahre ein Kinderspiel! Aber machen Sie sich eine Sache noch einmal bewusst: Auch wenn Sie sich sehr sicher fühlen – ein EINZIGER Zug an der Zigarette kann Sie wieder in die Suchtspirale werfen. Deswegen gilt: Bleiben Sie standhaft, auch wenn das Gefühl aufkommen sollte, dass ein Zug oder eine Zigarette nicht schaden kann! Glauben Sie mir, Sie werden es BEREUEN!

43. Zwei Wochen rauchfrei - Ihre gesundheitlichen Verbesserungen

Zittrige Hände, Müdigkeit oder gegenteilig ein zu hohes Energiepotential sollten jetzt nicht mehr vorkommen, da sich Ihr Blutkreislauf stabilisiert hat und der Körper sich ganz einfach an ein Leben ohne Nikotin- und Giftstoffkick gewöhnt hat. Wenn Sie direkt am 1. rauchfreien Tag mit Sport begonnen haben, werden Sie feststellen, dass sich die Lungenfunktion um etwa 30 Prozent erhöht hat. Wer sich bis jetzt noch nicht für Sport begeistern konnte, sollte es unbedingt ausprobieren: Es ist der reine Genuss!

Zudem werden Sie vielleicht Hautunreinheiten bei sich feststellen. Das ist sehr gut, denn der Selbstreinigungsprozess des Körpers ist im vollen Gange. Jetzt beginnt der Körper auch in den hintersten Ecken aufzuräumen. Pickel und andere Hautunreinheiten werden in ein bis zwei Wochen vergangen sein. Freuen Sie sich, dass Ihr Körper so eine Kraft hat! Aber unterstützen Sie ihn auch dabei:

- viel Wasser und Kräutertees trinken
- regelmäßig Sport treiben und den 'Dreck' aus schwitzen
- Wellnessangebote wie Sauna oder Massage nutzen

Und vergessen Sie nicht: Sie dürfen wirklich stolz auf sich sein! Sie sind Nichraucherin und ich bin mir sicher, dass es sich sehr gut anfühlt!

44. Ein ganzer Monat rauchfrei!

Hätten Sie gedacht, dass es so einfach sein kann, einen Monat nicht zu rauchen? Sie sehen, es war einfach und nun können Sie behaupten, dass Sie einen Monat lang nicht zur Zigarette gegriffen haben. Ihr Selbstbewusstsein ist stark und genau das wird Ihnen auch die nächsten Wochen spielend einfach machen!

Jetzt ist der Zeitpunkt gekommen, an dem Sie sich eine Liste der positiven Veränderungen machen sollten, die Sie in den letzten vier Wochen erlebt haben.

· Was hat sich alles zum Positiven für Sie geändert?
· Welche Vorteile haben Sie als Nichtraucherin?
· Was ist mit Ihrem Körper? Wie fühlen Sie sich?
· Wie fühlt es sich an, wenn Sie sich im Spiegel betrachten und Ihnen ein strahlend frisches Gesicht entgegen blickt?
· Wie reagiert Ihr Umfeld auf Sie? Kriegen Sie Komplimente? Schickt man Ihnen Nachrichten mit Glückwünschen?

Schreiben Sie alles auf, was Sie Gutes erlebt haben. Sie werden sich wundern, was alles Positives und Unerwartetes in den letzten Wochen in Ihrem Leben passiert ist!

Zudem sollten Sie sich Etwas gönnen: Rechnen Sie zusammen, wie viel Geld Sie in den letzten vier Wochen gespart haben (z.B. mit einer Nichtraucher-App), weil Sie sich keine Zigaretten gekauft haben! Was Sie mit dem Geld machen, ist Ihre Sache. Hauptsache ist: Sie tun sich etwas Gutes!!!

Tipp: Kurz vom Scheitern?

Die letzten Wochen waren für Sie eine Qual? Jeden Tag mussten Sie kämpfen, um nicht rückfällig zu werden?

Ich empfehle Ihnen, lesen Sie dieses Buch von vorne! Arbeiten Sie alle Aufgaben durch, die ich Ihnen in dem Buch stelle. Das Buch funktioniert wie ein Plan. Sie entwickeln Strategien und erhalten Handwerkszeug, um das neue Leben ohne Zigarette problemlos zu meistern. Allerdings müssen Sie auch mitarbeiten, denn den Plan können nur Sie durchführen und umsetzen!

Wenn Sie keine Durchhaltekraft spüren und es Ihnen zuwider ist, von vorne zu beginnen, dann legen Sie dieses Buch weg. Ich verspreche Ihnen, bald kommt der Tag wieder, an dem Sie es benötigen und mit Eifer von vorne lesen werden. Geben Sie sich selbst Zeit!

Beim nächsten Anlauf kann Ihnen mein Online-Programm oder meine Frau Rauchfrei Community weitere Unterstützung bieten. Gehen Sie auf www.frau-rauchfrei.de und besorgen Sie sich die Unterstützung von zu Hause aus, um Ihren nächsten Anlauf mit doppelter Unterstützung anzugehen!

"Gesundheit ist Dein höchstes Gut. Achte darauf!"
(Nicole Gabor, Rauchentwöhnungs-Coach)

45. Ein rauchfreier Monat - Ihre gesundheitlichen Verbesserungen

Nach einem Monat werden Sie merken, dass Sie mehr

Energie haben. Ihr Körper fühlt sich fit und frei an. Sobald Sie Zigarettenrauch riechen, werden Sie zudem merken, dass Sie Ihr altes Laster gar nicht mehr zurückwollen! Ihr Körper hat sich entwöhnt!

Wer als Raucherin mit Atemnot, Hustenanfällen und extremer Kurzatmigkeit zu kämpfen hatte, wird nach vier Wochen feststellen, dass diese Übel fast vollständig ausbleiben. Dafür macht sich ein stetiger Anstieg der Kondition bemerkbar.

Es ist nicht ungewöhnlich, wenn Sie immer noch nach dem Aufstehen Schleim aus der Lunge husten. Die Lunge befindet sich immer noch im Selbstreinigungsprozess und immer mehr Flimmerhärchen sorgen dafür, dass der Teer über die Husten-Schleim-Funktion abgesondert wird. Im Kapitel 30 habe ich Ihnen die ayurvedische Methode vorgestellt, mit der Sie den Reinigungsprozess Ihres Körpers unterstützen können.

„Gesundheit ist die erste Pflicht im Leben.“
(Oscar Wilde, Schriftsteller)

46. Zwei ganze Monate rauchfrei!

Wenn Sie Ihren zweiten rauchfreien Monat zählen, sollten Sie sich etwas ganz Besonderes gönnen! Gehen Sie fein aus, kaufen Sie sich ein tolles Kleid oder schönen Schmuck oder besuchen Sie ein Massage-Spa!

Seit zwei Monaten, also acht Wochen, sind Sie Nichtraucherin. Wie war die Zeit für Sie? Sind Sie nicht froh, endlich von der Zigarette los zu sein? Wie fühlen Sie sich? Gesund, fit, attraktiv? Schauen Sie in Ihr Gesicht? Was sagt die Gesichtshaut zu Ihnen? Haben sich ein paar Falten geglättet? Haben Sie Ihren frischen Teint bemerkt? Wie sieht es mit Ihren Augenringen aus? Haben Sie noch dunkle Ringe unter den Augen?

Auch noch nach zwei Monaten ist Ihr Körper in Veränderung und im Reinigungsprozess. Jetzt gerade geht es ans Eingemachte! Ihr Körper hat den starken Ablagerungen von Giftstoffen und Teer den Kampf angesagt. Sie werden das an einigen Symptomen merken: Haben Sie in letzter Zeit mehr Pickel, Mitesser und Hautunreinheiten entdeckt?

Diese müssen nicht nur im Gesicht vorkommen. Auch am Dekolleté, auf dem Rücken und am Po können sich die Unreinheiten zeigen. Machen Sie sich keine Sorge! Ihr Körper will das Gift loswerden und das geht am besten über die Haut. Die ist unser größtes Organ und sorgt dafür, dass wir mit Sauerstoff versorgt werden. Zudem lassen sich sehr einfach Giftstoffe und Dreck über die Poren abtransportieren.

Auch wenn die Hautunreinheiten nicht schön aussehen, gehören sie zum Reinigungsprozess dazu! Trinken Sie viel, essen Sie viel Obst sowie Gemüse und unterstützen Sie Ihren Körper beim Reinigungsprozess. Regelmäßiges Schwitzen durch Sporteinheiten und Saunagänge helfen dabei! Pflegen Sie Ihre Haut mit milden Waschgängen und Peelings.

Viel Trinken ist nicht nur für die Haut eine gute Unterstützung, sondern auch für Ihre Blase.

Wahrscheinlich haben Sie bemerkt, dass Ihr Urin eine andere Färbung hat als sonst. Auch wenn Sie viel trinken, kann es sein, dass Ihr Urin über den Tag weg seine dunkle Färbung nicht verliert. Die Erklärung für die Färbung ist sehr einfach: Die Giftstoffe der Zigaretten, die Sie in der Vergangenheit geraucht haben, haben Sie unter anderem auch in Ihrer Blase abgelagert. Interessanterweise sterben viele Raucher nicht an Lungenkrebs, sondern vor allem an Blasenkrebs.

Freuen Sie sich, dass Sie die Giftstoffe loswerden! Trinken Sie viel, besuchen Sie die Sauna und treiben Sie Sport, um das Gift in Ihrem Körper loszuwerden. Nach einigen Wochen wird sich der Urin wieder neutralisieren und die Mehrheit der Giftstoffe wird ausgeschieden sein.

Doch nicht nur die Blase erholt sich, auch die Lunge und Atemwege. Nach dem zweiten rauchfreien Monat ist die Gefahr von Atemwegsinfektionen schon stark gesunken. Die Lunge kann jetzt ca. 25% mehr Sauerstoff aufnehmen. Wer das testen möchte, sollte anfangen zu joggen oder einen anderen Konditionssport ausführen!

Tipp: Zusammen sind wir stark

Als in mir der Gedanke hochkam, mit dem Rauchen aufzuhören, unterhielt ich mich mit vielen Ex-Raucherinnen. Es interessierte mich, wie sie den Prozess zur Nichtraucherin erlebt hatten, welche Tricks sie angewandt und mit welchen Gedanken und Gefühlen sie sich beschäftigt hatten.

Ihre Erlebnisse und Erfolgsgeschichten machten mir Mut und es wuchsen in mir die Kraft und der Gedanke, dass ich es auch schaffen kann. Auch während der ersten Zeit ohne Zigarette half es mir, über mein neues, rauchfreies Leben zu sprechen. Dabei standen nicht nur Erfolgserlebnisse im Vordergrund. Auch die Momente, in denen ich für eine Sekunde daran dachte, wieder eine Zigarette in den Mund zu nehmen, sprach ich offen an.

Sehr hilfreich war es für mich, mich mit anderen 'frischen' Ex-RaucherInnen zu unterhalten. Die Gespräche machten Mut und sie bestärkten mich dabei, weiter zu machen. Ich kann nur jeder Ex-Raucherin raten: Suchen Sie Kontakt! Erzählen Sie von Ihrem Erlebnis, Nichtraucherin zu werden. Teilen Sie Ihre Euphorie, aber auch die Angst zu versagen mit.

Es kam bei mir zwischendurch der Drang nach einer Zigarette auf. Besonders in einer gewohnten Situation, zum Beispiel wenn ich mit meinem Partner bei einem Glas Wein saß, verspürte ich ab und an das Verlangen nach einer Zigarette. Das Gefühl dauerte nur einige Sekunden an, aber ich war ehrlich und sagte: „Jetzt habe ich Lust auf eine Zigarette". Im selben Moment wusste ich selber, dass es nicht stimmte und, dass eine Zigarette mein ganzes Bemühen auf den Kopf stellen würde. So auch die Worte meines Partners.

An sich sind solche kurzen Augenblicke nicht der Rede wert. Doch ich machte die Erfahrung, dass es einfach manchmal gut tut, die Unterstützung Anderer zu erfahren, besonders Menschen, die einem sehr am Herz liegen.

Andere Möglichkeiten auf frische Nichtraucher zu treffen, ist der eigene Freundeskreis oder auch Foren, in denen sich über das neue Lebensdasein ausgetauscht wird. In meinem Programm „Frau Rauchfrei – einfach aufhören zu rauchen" habe ich eine Facebook-Gruppe mit dem Namen **„Rauchen aufhören für Frauen"** eingerichtet, damit man sich gegenseitig austauschen, ermutigen und informieren kann. Treten Sie der Gruppe bei!

47. Drei ganze Monate rauchfrei!

Vielleicht werden Sie es ganz vergessen haben, dass Sie dieses Buch durch Ihren Prozess zur Nichtraucherin begleitet hat. Drei Monate werden sich lang angefühlt haben, aber überlegen Sie mal: 3 Monate, 12 Wochen und viele Möglichkeiten zu einer Zigarette zu greifen. Die erste Zeit wird für Sie sehr aufregend gewesen sein und wie fühlt es sich jetzt an? Einfach? Oder überkommt Sie manchmal noch die Lust?

Wenn Sie es geschafft haben, die letzten 12 Wochen ohne Zigarette auszukommen, haben Sie eine große Etappe auf dem Weg zur langfristigen Nichtraucherin geschafft, denn die meisten Menschen haben in den ersten 12 Wochen einen Rückfall.

Für Sie sollte es jetzt kein Problem mehr sein, ohne Zigarette auszukommen. Fakt ist, dass Sie weniger an Zigaretten denken und der Drang nach einer Zigarette in der Mehrzahl der Situationen nachgelassen hat. Ihr Körper und vor allem Ihr Kopf wissen jetzt, dass es auch ohne geht. Das erleichtert den Alltag ungemein, denn Sie müssen nicht mehr Ihr Programm abspulen, wie Sie es in diesem Buch gelernt haben.

Allerdings werden Ihnen Ihre Warums immer noch deutlich vor Augen stehen, denn Sie schätzen es jetzt sehr und sind sehr stolz darauf, dass Sie ohne Zigarette leben. Sie haben auch allen Grund dazu! In diesem Buch haben Sie das Handwerkzeug erhalten, wie Sie einfach zu Nichtraucherin werden. Dieses Handwerkzeug steht Ihnen jederzeit zur Verfügung – nutzen Sie es! Sie wissen, wie Sie schwache Momente überwinden. Halten Sie Ihre neuen Gewohnheiten aufrecht! Treiben Sie Sport, ernähren Sie sich gesund und freuen Sie sich jeden Tag, dass Sie keine Zigarette mehr brauchen!

Sollte jemals der Gedanken aufkommen, zu einer Zigarette zu greifen, lesen Sie dieses Buch von vorne – SOFORT!

48. Drei rauchfreie Monate – Ihre gesundheitlichen Veränderungen

Was Ihren Körper angeht, befindet sich dieser immer noch im Regenerierungsprozess. Tag für Tag, Zelle für Zelle arbeitet er daran, Ihren Körper wieder zu einem Körper herzustellen, der nie durch Zigaretten verseucht wurde. Sie werden feststellen, dass sich Ihr Blutkreislauf stark verbessert hat und ihr Gewebe besser durchblutet ist. Kleine Wunden heilen so schneller. Auch Ihre Lunge sagt Danke, denn Ihre Funktion steigert sich täglich. Diese ganzen Verbesserungen machen Sie zunichte, wenn sie nur EINE Zigarette rauchen! Dann muss der Körper von vorne anfangen und alles wäre umsonst gewesen.

Schlusswort

Mein Buch ist hier zu Ende. Beim Prozess zur Nichtraucherin konnte ich Ihnen natürlich nur eine Stütze sein, Ihnen Handwerkzeug, Methoden und Tipps geben, wie Sie Nichtraucherin werden. Den Weg zum Leben ohne Zigaretten müssen Sie selber gehen und ich bin mir sicher, dass ihn viele Frauen mit diesem Buch gegangen sind.

Dankeschön bei einer Rezension

Wenn Ihnen das Buch gefallen hat, freue ich mich über eine Rezension bei Amazon. Wenn Sie diese eingestellt haben und mir eine Email schreiben, dass Sie eine Rezension abgegeben haben, erhalten Sie ein persönliches Dankeschön von mir. Was es ist, verate ich Ihnen hier nicht! Informieren Sie mich über Ihre Rezension bei Amazon per Email: info@frau-rauchfrei.de und ich sende Ihnen Ihr Dankeschön per Post zu!

Blog von Frau Rauchfrei

Besuchen Sie auch meine Seite www.frau-rauchfrei.de. Dort können Sie sich in den Newsletter eintragen und interessante Infos und motivierende Emails von mir erhalten. Des Weiteren finden Sie auf der Webseite auch den Blog von Frau Rauchfrei, wo ich regelmäßig aktuelle Themen rund um das Thema „Raucherentwöhnung" aufgreife.

Die Frau Rauchfrei Community

Auf www.frau-rauchfrei.de finden Sie zudem alle Informationen zur Frau Rauchfrei Community. Dabei handelt es sich um eine Online-Betreuung mit persönlicher Sprechstunde, die Sie ganz einfach von zu Hause aus wahrnehmen können.

Zudem können Sie sich auf meiner Seite über meine Kurse und Programm informieren. Diese werden von vielen Krankenkassen als Präventionskurse anerkannt und somit anteilig bezahlt! Vielleicht lernen wir uns ja mal persönlich kennen!

Ich wünsche Ihnen noch viel Spaß in Ihrem Leben ohne Zigarette!

Ihre
Frau Rauchfrei - Nicole Gabor

P.S. Vergessen Sie nicht Ihr Gratis-Videokurs als Dankeschön:
http://www.frau-rauchfrei.de/home/geschenk/

Dankeschön bei Rezension

Wenn Ihnen das Buch gefallen hat, freue ich mich über eine Rezension bei Amazon. Wenn Sie diese eingestellt haben und mir eine Email schreiben, dass Sie eine Rezension abgegeben haben, erhalten Sie ein persönliches Dankeschön von mir. Was es ist, verrate ich Ihnen hier nicht! Informieren Sie mich über Ihre Rezension bei Amazon per Email: info@frau-rauchfrei.de und ich sende Ihnen Ihr Dankeschön per Post zu!

"Am Ende bereuen wir die Chancen, die wir nicht wahrgenommen haben." (Unbekannt)

Impressum:
Nicole Gabor
An Thiebes Eiche 28
53229 Bonn
info@frau-rauchfrei.de
0221-20424090